지금 잘 자고 있습니까?

SBS 의학전문기자가 알려주는
잠에 관한 흥미로운 이야기

# 지금 잘 자고 있습니까?

그동안 미처 몰랐던 잠에 관한 오해와 진실을 밝히다

조동찬 지음

팜파스

# 거부할 수 없는 잠을 왜 못 잘까?

지금은 전공의 특별법 때문에 불가능한 일이지만, 2000년대만 해도 신경외과 1년차 전공의에게 잠자는 시간은 따로 주어지지 않았다. 토요일에만 8시간 동안 병원 밖으로 나갈 수 있는 자유시간이 허락되었을 뿐이다. 월, 화, 수, 목, 금, 일요일에는 입원병실·중환자실·응급실을 24시간, 즉 주야간 모두 담당해야 했다.

5월의 어느 날 새벽 5시 즈음, 곤하게 자고 있던 인턴(전공을 선택하기 전 내과·외과·신경외과·정신건강의학과 등 여러 진료과를 한 달씩 돌며 해당과에서 의사가 해야 하는 일 중 가장 쉬운 일을 하는 초보의사) 선생님의 모습이 아직도 눈에 선하다. 그를 깨우러 온 나도 그처럼 자고 싶었으니까. 1년차 주치의의 책임감으로 그를 깨웠다. 산책 후 집에 돌아가기 싫어하는 개처럼 그는 깨어나기를 저항했다. 그러나 오토바이 사고로 응급실에 누워 있는 환자의 머리를 빨리 꿰매려면 그의 도움이 필요했다. 서두르지 않으면 아침 6시부터 시작될 병동 회진에 늦는다. 응급실 환자를 돌보느라 늦었다고 말해봤자 큰 꾸지람을 피할 수 없다. 일 처리를 빨리하라는 채근만 돌아올 뿐이다.

밤에는 늘 아픈 환자가 있었다. 응급실이 조용한 날에는 중환자실 환자가 악화되기 일쑤였고, 아주 가끔 찾아오는 응급실과 중환자실이 동시에 평온한 날에도 일반 병동 환자가 1년차의 밤 안부를 물었다. 결국 제대로 잘 수 있는 날은 거의 없었다. 환자 업무로 밤잠을 못 자더라도 아침 6시부터는 수술 환자의 수술 부위 소독, 병실 및 중환자실 환자의 의식과 신경 반응 체크 등 하루의 일과가 시작되어야 했다. 야근은 밤에 근무하는 것만을 의미했다. 다음 날 휴식 시간을 보장하는 것 따위의 배려는 없었다.

언론사로 직장을 바꾼 후 첫 야근하던 날, 같이 밤을 샜던 기자들과 함께 아침에 퇴근하는 당연한 모습이 어찌나 신기했는지 모른다. 잠자는 게 당연하지 않았던 전공의 시절을 무용담처럼 말하고 싶지 않다. 어리석고 위험천만한 일상이었기 때문이다. 72시간을 정말 한숨도 못 잤던 2001년 5월의 어느 날 낮, 가장 무서운 교수님과 병동 회진을 돌다가 병실 복도 벽에 쿵 부딪쳤다. 선배 전공의가 곧바로 잡아주지 않았다면 꽤 다쳤을 것이다. 수면 부족의 위험성은 내가 담당했던 환자에게 더 극명하게 나타났다.

그해 6월 어느 날, 가장 무서운 교수님이 방송으로 나를 호명했다. 교수님이 방송을 통해 공개적으로 호출하는 것은 대개 전공의가 큰 잘못을 저질렀을 때다. 단걸음에 교수님이 계신 외래로 달려갔다. 한 환자가 다소 퉁명스럽게 교수님 앞에 앉아 있었다. 어젯밤 교통사고로 응급실에 왔던 그는 뇌 CT를 포함해 여러 정밀 검사를 받은 후 아무 이상이 없다는 말을 듣고 집에 갔다. 그런데 아침이 되어서도 머리가 계속 아파 '무언가 잘못되었다'는 본능적인 방어 감각으로 다시 외래 진료를 받으러 온 것이다. 환자가 어젯밤 찍어놓은 뇌 CT에는 내 눈에도 선명하게 피가 고여 있는 게 보였다. 외상성 경막외 뇌출혈이었다. 몇 시간 전 아무 이상이 없다며 귀가시킨 의사는 바로 나였다. 48시간 동안 일하느라 졸린 상태로 응급실 당직을 서던 나는 어렵지 않게 판독할 수 있는 뇌 CT를 오독했을 뿐 아니라, 심지어 그 환자를 봤었던 것조차 기억해내지 못했다. 그날 밤 응급실에서 함께 근무했던 인턴 선생님은 나의 의료과실 경위서에 다음과 같이 진술했다.

"눈을 뜨며 자는 것 같았다."

2001년 신경외과 1년차를 하던 365일 동안 내가 병원 밖을 나갈 수 있었던 오프(전공의가 당직 근무를 하지 않아도 되는 날)는 16번뿐이었다. 1년차에 막 접어들었을 때는 100일 스트레이트 규정(100일 동안 연속 당직)으로 병원 밖을 못 나갔다. 실제로 그 규정이 풀린 때는 100일에서 한 달 정도 더 지난 4월 말이었지만. 겨울에 입고 병원에 들어왔던 단 하나의 외출복 파카를 들고 봄기운이 춤을 추는 병원 밖 피자집에서 샐러드바를 주문했던 그날의 감동은 지금도 생생하다. 채소를 좋아하지도 않았으면서 샐러드바를 선택했던 것은 병원에서 만날 먹던 짜장면, 탕수육, 치킨, 갈비탕, 돼지보쌈 등의 기름진 육류 음식을 보상하기 위한 위기 본능이었던 듯싶다.

100일 아니 130일 스트레이트 기간이 끝나면 일주일에 한 번, 대개는 토요일에 12시간짜리 휴가가 주어지는 게 원칙이었다. 하지만 '아직 차트가 다 마무리되지 않았다'거나 '응급실 환자가 끊이지 않는다'는 이유로 1년차의 휴가를 허락하지 않을 때가 많았다. 그러던 어느 날 간신히 토요일 오프를 얻어냈다. 오후 5시에 시작해 다음 날 오전 7시까지 들어와야 하는 14시간의 자유 시간이었기에 화장실 갈 시간조차 아끼며 일을 마무리하고 병원 밖을 나섰다. 1년에 16번밖에 안 되는 병원 밖 시간을 최대한 누리려면 되도록 일찍 집에 도착해 병원 밖 물로 샤워를 해야 한다. 병원 앞에 퇴원하는 환자나 면회를 마친 방문객을 기다리던 몇 대의 택시 중 하나를 잡았다. "방학 2동 동사무소요." 우리 집에서 버스한 정거장 거리에 있는 동사무소는 우리 집 주변에서 가장 유명한 장소로, 택시 기사님이 오류 없이 우리 집 근처까지 갈 수 있는 이정표였다. 집 근처에 도달해서 정확한 집의 위치를 설명해드리면 깔끔했다.

택시를 타자 스르르 잠이 왔다. 쪽잠이라도 자두는 게 밤새 즐겁게 노는 데 도움이 될 것이라는 믿음으로 오는 잠을 밀어내지 않았다. 아니 도저히 거부할 수 없는 쪽잠이었다. 눈을 떠보니 그 사이 주변이 어두워졌다. 상가의 불빛으로 이곳이 집 근처 동사무소 앞임을 알아챘다. 쪽잠치고는 상당히 개운했다. 묘하게 입에서 단맛이 났다. 달콤했다. '역시 쪽잠이 최고야' 하는 순간, 택시 기사님의 말씀이 들려왔다.

"도저히 깨울 수 없었어요. 하도 곤히 자길래. 우리 아들놈도 집에만 오면 곯아떨어지는데, 아들 생각이 나서…."

아뿔싸! 시계를 보았다. 저녁 9시. 교통 혼잡을 감안하더라도 1시간이면 도착했을 테고, 그렇다면 나는 3시간 동안 멈춘 택시에서 잠을 잤던 것이다. 요금 미터기를 끄지 않아서 아예 무료 봉사는 아니었다고 해도 택시 기사님은 같은 시간 운행하시는 것과 비교하면 큰 손해를 감수하셨다. 나는 고맙다는 말씀과 함께 미터기 요금보다 5,000원을 더 드리고 집으로 들어갔다.

밤새 신나게 놀기로 했던 나의 계획은 크게 어긋났으나, 그 택시 안에서의 달콤함을 잊을 수 없다. 단잠, 잠은 그 자체로 달콤하다. 오랜만의 자유를 헌납해도 전혀 아까울 게 없을 정도로. 잠은 거부할 수 없다. 응급실 환자 사이를 걸어 다니며 눈꺼풀을 뜨고 있을 때도 잠을 거부할 수 없었다. 그런데 왜 현대인은 달콤하면서 거부할 수 없는 잠을 잘 못 자는 것일까? 이 책은 이 물음에 대한 답을 찾는 과정이었다. 팩트를 설명하는 데 학술적 근거를 제시하려고 노력했고, 외국 연구보다 친숙한 국내 연구를 더 우선했다. 이 책이 불면으로 고생하는 단 한 사람의 독자에게라도 도움이 되기를 바란다.

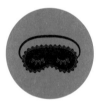
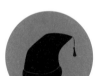

# 5장 ― 잘 자고 있습니까?

# 6장 ― 꿈은 아직도 꿈꾸고 있다

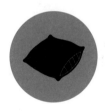

# 7장 ― 잠에 관한 팩트

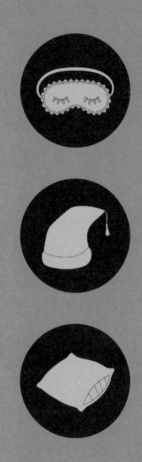

# 1장

# 수면의 비밀

# 수면 내시경은
# 잠을 자는 것일까?

잠을 잔다는 것은 어떤 것일까? 오랫동안 눈꺼풀을 덮고 있었지만, 밤새 한잠도 못 잔 경험을 우리는 해봤다. 눈을 감는 것이 수면은 아니라는 것을 경험으로 알고 있다. 호메로스는 '잠은 눈꺼풀을 덮어 선한 것, 악한 것, 모든 것을 잊게 하는 것이다'라고 말했다. 눈꺼풀을 덮고 모든 것을 잊는 것, 즉 아무것도 기억하지 못하는 것이 잠이라는 뜻이다. 기원전 8세기에 활동했던 호메로스의 통찰력에 감탄이 절로 나온다. 자는 동안에 있었던 일을 기억하는 것은 잠을 잘 못 잤다는 확실한 단서이기 때문이다. 예를 들어 11시에 잠이 들었는데, 새벽 2시에 휴대전화 벨소리가 울렸다. 엉겁결에 받아 간단한 대화를 나눈 뒤에 끊고 다시 잠이 들었다. 아침 7시에 일어나서 새벽 2시에 있었던 사건이 고스란히 떠오르면 잠을 설쳤다고 느낀다. 반면 그 일이 기억나지 않으면 잘 잤다고 생각한다.

기억은 숙면을 판가름하는 하나의 결정적인 요소였다. 적어도 수천 년 동안은 그랬다. 하지만 호메로스의 통찰력도 현대 첨단 의학에는 고개를 숙여야 했다. 잠을 자는 동안 깊은 잠을 자는지, 얕은 잠을 자는지 알아낼 수 있는 뇌파가 등장한 것이다. 뇌파를 이용한 수면다원검사를 통해 깊게 자는지, 얕게 자는지 실시간으로 간파할 수 있게 되면서 오랫동안 팩트로 여겨지던 수면 상식이 깨지고 있다.

대표적인 것이 코를 골며 자는 상태이다. '코를 고는 것은 달게 자는 것'으로 알려져 있었다. 그러나 뇌파로 측정해보니 아니었다. 코를 고는 동안에는 얕은 수면 상태의 뇌파만 나타났다. 자고 난 후 전혀 기억하지 못해 깊게 잤다고 느낀 것일 뿐 실제로는 숙면하지 못한 것이다. 그래서 코를 골면 주변 사람의 잠만 설치게 하는 것이 아니라, 자신에게도 심각한 피해가 발생한다. 코를 고는 사람은 그렇지 않은 사람보다 심장병 사망 위험이 더 높다. 수면 뇌파는 코골이를 달게 자는 모습에서 심장병 사망 경고로 180도

바꿔놓았다.

수면 약물로 유도된 잠도 깊은 잠으로 이어지기 쉽지 않다. 수면 내시경이 좋은 본보기이다. 수면 내시경을 받고 난 후 잘 잤다고 느끼는 사람이 많은데, 깨어난 후 내시경 진행 과정이 전혀 기억나지 않기 때문이다. 하지만 수면 내시경 과정을 뇌파로 모니터링해보면 얕은 수면 상태뿐이다. 잘 잔 것 같아도 실은 그렇지 않다. 수면 내시경을 했을 때처럼 얕은 잠만 잔다면 5장에서 논하게 될 불면이 악화시키는 온갖 질병의 수렁에 빠지게 된다. 수면 내시경 과정을 지켜보면 그 이유를 쉽게 짐작할 수 있다. 수면 내시경이 자는 동안 이루어지는 것인지, 그렇지 않은지 헷갈릴 정도이다. 의사가 수면 내시경을 받는 환자에게 "오른쪽으로 누우세요"라고 지시하면 환자는 오른쪽으로 눕고, 간호사가 "다리를 더 굽혀보세요"라고 지시하면 다리를 굽힌다. 환자는 얕게 자면서 수면 내시경을 집도하는 의료진의 말을 듣고 그에 맞게 행동하는 것이다.

얕은 잠을 잤을 때 주고받은 대화는 자고 난 후 기억나는 게 보통이고, 그러면 잠을 설쳤다고 느끼게 마련이다. 하지만 수면 유도 약물은 단기기억을 상실하게 만드는 부작용이 있다. 잠을 설쳤음에도 그것을 기억하지 못해 마치 잠을 잘 잔 것처럼 착각하는 것뿐이다. 뇌 충격으로 일주일 정도의 기억이 사라진 사람이 그 기간 동안 잠을 잔 것처럼 느끼는 것도 같은 이유이다. 실제로는 사고 충격에 피곤한 일주일을 보냈을 테지만, 그 기억이 사라져 편안하게 잠을 잔 것처럼 혼동한다.

나중에 기억하지 못한다고 해도 깨어 있는 시간을 수면이라고 할 수 없다. 그런 의미에서 엄밀하게 말하면 수면 내시경은 틀린 말일 수 있다. 다만 잠을 잘 못 잤다고 하더라도 잘 잤다고 착각하는 것은 어느 정도 긍정적인 수면 효과를 가져다준다. 7장 '수면의 플라시보 효과'에서 자세히 살펴보겠지만, 똑같은 정도로 못 잤을 경우 그것을 정확하게 아는 사람보다 잘 잤다고 착각하는 사람이 기억력과 집중력 감소가 덜하기 때문이다. 수면 영역만큼은 착각을 어리석은 행동이라고 할 수 없다. 그럼에도 잘 잤다고 착각하는 것은 실제로 잘 잔 것만 못하다. 수면 내시경 뇌파 분석은 '망각이 잠의 필요충분조건'이라는 믿음을 깬 대신 깊은 잠에 대한 중요한 단서를 제공했다. 깊은 잠이란 주변의 자극에 반응하지 않는 것, 그래서 기억할 그 무엇이 아예 만들어지지 않는 것.

뇌는 감각세포를 마비시키기 위해 잠들기 시작할 때부터 특별한 회로를 가동시킨다. 이 회로가 가동되면 시각세포는 빛에, 청각세포는 소리에 예민한 반응을 나타내지 않는다. '예민한 반응을 나타내지 않는 것'은 반응을 전혀 나타내지 않는 것과는 다르다. 예를 들어 깊이 잠든 사람에게는 갑자기 환한 전등을 눈에 비추더라도 빛을 피하기 위해 고개를 돌리는 반응이 나타나지 않지만, 그렇다고 해서 빛이 대뇌로 전달되지 않는 것은 아니다. 자고 있을 때 밝은 빛에 노출된 사람은 불과 관련된 꿈을 꾸는 경우가 많은데, 고개를 돌리는 것처럼 적절한 반응을 만들기 위한 고도의 에너지가 소비되지 않을지라도 어느 정도 에너지가 소비되는 대사 활동이 대뇌에서 일어난다. 따라서 잠잘 때는 주변 환경을 최대한 어둡고 조용하게 하는 편이 더 낫다. 다만 이를 단정하듯 말할 수는 없다. 아주 어둡고 조용한 환경을 무섭게 느끼는 사람은 공포를 느끼지 않는 정도의 빛과 소음이 오히려 도움이 될 수 있기 때문이다(이에 대해서는 4장 '주말 캠핑으로 멜라토닌하는 생활을'에서 자세히 살펴보겠다).

감각세포의 반응을 떨어뜨린 후 뇌는 곧바로 운동신경을 억제한다. 그러면 깨어 있을 때 뇌가 쉬지 않고 하던 일, 즉 자극을 받아들이고 이를 해석한 후 적절한 움직임을 만들어내는 일을 하지 않아도 된다. 이렇게 자는 동안 감각세포와 운동신경의 스위치를 꺼놓는 것은 뇌가 쉬기 위함이라고 오랫동안 생각해왔지만, 실은 그렇지 않다. 뇌는 더 중요한 일을 하기 위해 깨어 있을 때 하던 일을 멈춘 것이다. 그런 의미에서 잠을 줄이는 것은 휴식 시간을 줄이는 것이 아니라, 뇌가 하는 더 중요한 일을 방해하는 것이다. 간혹 자극을 받아들이는 회로의 반응이 충분히 억제되지 않았는데 운동신경의 스위치가 꺼지는 경우가 있다. 이럴 때는 보이고 들리지만 움직일 수 없는 상태가 되는데, 흔히들 '가위에 눌렸다'고 표현한다. 온전한 수면을 이루기 위해 무반응을 준비하는 과정의 톱니바퀴가 조금만 어긋나도 깊은 잠은 가위눌림으로 바뀌는 것이다.

수면 내시경을 하듯 우리는 현대 의학의 도움으로 쉽게 잠을 이룰 수 있으리라 믿기도 했다. 그러나 수면 유도 약물은 뇌가 만들어내는 복잡하고 정교한 무반응 상태의 깊은 잠을 보장하지 못했다. 깊은 잠에서 나타나는 느린 파형은 뇌가 외부 자극으로부터 격리되어 있을 때만 나타난다. 진정한 잠이란 뇌를 홀로 두는 것이라 할 수 있다.

# 잠은 신경세포가
# 유도하지 않는다

미국 휴스턴에 살고 있는 레이 라일리는 중고품 가게에 걸려 있던 그림 한 점을 90달러에 구입했다. 집에 와서 그림을 감싸고 있던 액자를 걷어내 보니 가려져 있던 작가의 이름이 드러났다. 시그마 폴케Sigmar Polke. 독일의 대표적인 현대 작가로 그의 작품은 경매에서 2700만 달러(한화 291억 원)에 거래된 기록이 있었다. 라일리가 발견한 그림은 수십억 원의 가치가 있을 것으로 추정되었다. 물론 혹독한 검증 과정을 거쳐야겠지만. 폴케의 그림이 104일 동안 중고품 가게에 전시되어 있었는데도 아무도, 심지어 가게 주인조차도 그 거대한 가치를 알아보지 못했다.[1]

오랜 세월 동안 그 가치를 인정받지 못했던 세포가 인간의 뇌에도 있다. 바로 신경교세포glial cell이다. 뇌 안에 있는 세포 중 신경세포neuron가 아닌 세포를 일컫는다. 보고 듣고 판단하고 말하고 행동하는 등의 뇌가 하는 중요한 일은 모두 신경세포가 담당한다. 그에 반해 신경교세포가 하는 일이란 그저 신경세포를 돕는 일에 불과하다고 생각했다. 주로 신경세포가 자리를 잘 잡을 수 있도록 붙잡아주는 역할을 한다고 평가받아 접착제를 의미하는 그리스어 'glia'라는 이름을 받았다.

뇌에 대한 연구가 진행되면서 신경교세포의 역할이 조금 더 밝혀졌다. 지친 신경세포에게 영양분과 산소를 공급하고, 전기자극이 원래의 목적과 다른 길로 갈 수 없도록 절연막이 되기도 하며, 침입한 병균이나 죽은 신경세포를 정리하는 청소부 역할도 한다. 하지만 여전히 전선에서 전기를 전달하는 안쪽 구리선(신경세포)을 감싸고 있는 고무 껍질(신경교세포) 정도의 가치를 크게 넘어섰다고 할 수는 없다. 1856년 독일의 병리학자 루돌프 피르호Rudolf Virchow에 의해 처음 발견된 후 150년이 넘도록 신경교세포는 중고품 가게에 있는 90달러 가격표를 붙인 헌 그림 신세에 지나지 않았다.

2010년 신경교세포의 놀라운 반전이 시작되었다. 영국 런던

칼리지 대학 연구팀은 신경교세포의 한 종류인 성상세포astrocyte
가 혈중 이산화탄소 포화도가 높아져 혈액이 산성화되었을 때 숨
을 쉬도록 신호를 직접 만들어낸다는 것을 밝혀내 〈사이언스〉지
에 발표했다.[2] 혈중 이산화탄소 포화도가 높다는 것은 혈액에 필
요한 산소가 부족하다는 것으로, 호흡 기능이 떨어진 중환자들에
게 흔히 나타나는 신체 위기 현상이다. 전선의 고무 껍질인 줄로
만 알았던 신경교세포가 전기를 전달하는 구리선 역할도 한다는
것인데, 체내 산소가 부족한 위기 상황에서는 고무 껍질이 특별
한 구리선으로 바뀌어 위기를 극복하고자 하는 인체의 신비라고
할 수 있다.

이후 신경교세포의 놀라운 역할은 더 빠르게 드러났다. 뇌와
척수 등 중추신경계에 큰 상처가 나면 흉터를 최소화하기 위해
적극적으로 복구하고, 치매 유발 물질인 아밀로이드 단백질이 쌓
이면 이를 제거한다. 건강할 때는 신경세포를 돕는 역할을 하지
만, 몸에 이상 신호가 감지되었을 때는 직접 위기를 극복한다. 신
경교세포는 의사 역할을 하고 있었던 것이다. 의사의 진면목이
환자가 고비에 빠졌을 때 드러나듯이 신경교세포의 진정한 역할
도 뇌가 위기 상태일 때 나타난다. 다만 그것을 측정할 수 있는 장
비가 개발된 후 그 사실이 뒤늦게 밝혀진 것뿐이다. 지금까지 드

러난 신경교세포의 역할을 직업으로 비유하면 의사나 군인이라고 할 수 있다. 평화 시기에는 보조 역할 뿐이지만, 비상시에는 그에게 운명이 달려 있다.[3]

2000년대 초반이 되어서야 깨어 있는 동안 뇌 안에 아데노신이란 물질이 쌓이고, 이것이 일정량 이상 쌓이면 졸음을 유발한다는 사실이 밝혀졌다. 당연히 신경세포가 감지하고 명령하는 일이라고 생각해왔다. 그러나 2016년에 이 생각을 180도 뒤집는 연구 결과가 발표되었다. 미국 텍사스 사우스웨스턴 대학 연구팀은 뇌에 피로 물질이 일정량 이상 쌓여 깨어 있는 채로 처리할 수 없는 상태에 도달했을 때 졸음을 유발하는 회로를 가동하는 것이 신경교세포라는 것을 밝혀냈다.[4]

잠을 유발하는 세포가 신경교세포라는 사실은 졸음의 위상을 바꿔놓았다. 밤에 잠이 오는 것은 평화로운 시기에 신경세포가 하는 일상적인 일이 아니라, 비상사태에서 신경교세포가 진행하는 응급한 일이라는 것이다. 여기서 다시 2010년 영국 런던 칼리지 대학 연구를 짚어보자. 평상시에 숨을 쉬라는 명령은 뇌의 신경세포가 담당하지만, 호흡 기능이 떨어져서 혈중 이산화탄소 포화도가 높아지고 상대적으로 체내에 산소가 부족해지면 신경교세포가 숨 쉬는 신호를 직접 보낸다. 이 연구 결과들을 종합해보면 졸음을 참는 것은 산소가 부족한데도 숨을 쉬지 않는 것처럼 치명적이라는 결론에 도달한다. 졸음은 정신력으로 극복할 수 있는 문제가 아니다. 특히 강하게 찾아오는 잠을 카페인 혹은 피로가 회복된다고 주장하는 약물로 쫓으려 하는 것은 불이 났을 때 작동하는 경고등을 두꺼운 천으로 덮어두는 것과 다를 바 없다.

# 잠이란 해바라기가 해를 향해
# 고개를 돌리는 것과 같다

어릴 적 아버지와 함께 꾸몄던 꽃밭의 채송화는 해를 향해 꽃잎을 활짝 열었다가 해가 지면 품고 있는 햇빛이 달아날까 꽃잎을 굳게 닫고는 했다. 초등학교 자연 시간에 빛을 좇는 식물의 주광성 때문이라고 배웠던 것 같다. 채송화에게 밤에도 밝은 백열등을 비춰주거나, 반대로 암실에 두어 빛을 못 보게 하면 어떤 일이 벌어질까? 빛 때문이라면 채송화는 계속 꽃잎을 열고 있거나, 굳게 닫고 있어야 할 텐데 말이다. 이런 의문을 18세기 프랑스 천문학자 장 자크 도르투 드 메랑Jean Jacques d'Ortous de Mairan이 품었다.

미모사라는 식물의 잎은 낮 동안에는 햇빛을 향해 열리지만,

밤 동안에는 닫히는 특성이 있다. 호기심 많은 천문학자는 미모사를 햇빛이 들지 않는 어두운 곳에 두어봤다. 미모사는 며칠 동안 하루 주기로 잎의 개폐를 지속했다. 이는 주광성으로 설명할 수 없다. 햇빛이 없더라도 시간의 흐름을 계산할 수 있는 시계가 내부에 있어야만 가능한 일이다. 100년 후의 과학자들은 이를 '생체시계'라고 불렀다. 생물 내부에 시간을 감지하는 고유의 시계가 존재한다는 것이다.

2016년 미국 UC데이비스 연구팀은 해바라기가 생체시계 덕분에 해를 좇아갈 수 있음을 재확인하는 연구 결과를 〈사이언스〉지에 발표했다. 여기서 생체시계의 위상이 어떤 것인지 가늠케 하는 단서가 포착되었다. 어린 해바라기는 해의 방향에 따라 동쪽에서 서쪽으로 움직이다가 해가 질 때 서쪽을 향해 있다. 그런데 밤이 되면 다시 동쪽을 향해 방향을 바꿔 아침에 떠오를 해를 기다린다. 해바라기 줄기가 부위별로 성장 속도가 다른 까닭이다. 낮에는 동쪽 부분의 줄기가 더 빨리 자라서 햇빛을 따라 동쪽에서 서쪽으로 움직이고, 밤에는 서쪽 부분의 줄기가 빠르게 자라서 다시 해가 뜨는 동쪽으로 향하는 것이다. 이 과정을 해바라기의 생체시계가 조절하는 것으로 확인되었다. 이는 생체시계가 단순히 시간 정보를 알려주는 역할만 하는 것이 아니라, 해바라기의 일생을 해바라기에게 가장 유리하도록 조절하는 총감독 기능을 하고 있음을 의미한다. 총감독을 방해하면 공연이 엉망이 되듯 생체시계를 인위적으로 조작하면 해바라기에 큰 피해가 나타났다. 해바라기의 이동을 억지로 방해했더니 무게와 잎의 면적이 10% 정도 감소했고, 해바라기의 온도가 떨어졌으며, 그 결과 번식을 위해 꽃가루를 날라야 하는 벌과 나비의 방문 횟수가 1/5까지 낮아졌다.[5]

생체시계는 식물과 동물은 물론 곰팡이와 세균에도 있는 것으로 확인되었는데, 수면 패턴뿐 아니라 섭식 행위, 호르몬 분비, 혈압과 체온의 변화에도 관여한다. 또한 생체시계 관련 유전자들은 포도당 생성, 인슐린 감수성 및 혈당의 주기적 변화를 조절하는 대사에도 중요한 영향을 끼친다. 혈압은 밤에 떨어졌다가 아침에 일어나면 20%정도 상승하기 때문에 심장마비와 뇌졸중이 새벽과 아침 사이에 많이 발생한다. 가려움증이나 천식을 일으키는 자가면역세포는 낮보다는 주로 밤에 활성화된다. 그래서 혈압약과 천식 치료제는 아침이나 낮보다는 잠자기 전에 먹어야 효과가 크다. 이처럼 생체시계에 맞춰 질병에 따라 투약 시간을 달리하는 것을 '생체리듬치료chronotherapy'라고 하는데, 임상적 연구가 활발히 진행 중이다. 반대로 생체시계의 리듬이 어긋나면 퇴행성

신경질환, 대사 장애, 만성 염증은 물론 암처럼 위중한 질병의 위험도까지 커진다는 것이 연구 결과를 통해 속속 드러나고 있다.

생체시계를 작동시켜 밤에 잠을 오게 하는 기전의 핵심은 바로 멜라토닌이다. 멜라토닌은 낮에 햇빛을 받는 것으로 첫 일과를 시작해 낮 동안에는 잠잠하다가 저녁 10시 무렵부터 분비량이 서서히 늘어난다. 멜라토닌 농도가 일정 수준보다 높아지면 수면의 톱니바퀴가 시작된다. 그리고 새벽 3~4시경 가장 높은 혈중 농도를 유지하면서 깊은 수면을 유도하다가 오전 6시 즈음엔 분비가 줄어들면서 수면의 마무리를 준비한다(물론 사람마다 한두 시간 정도의 차이는 있다. 하지만 대개 일정하다).

해바라기가 해의 이동 속도에 맞춰 정확하게 자신의 고개를 움직이는 행동이 인간에게는 수면이다. 수면 습관이 불규칙하다는 것, 예를 들어 밤에 조금 자는 대신 낮잠을 자거나 자고 일어나는 시간이 들쭉날쭉한 것은 해바라기가 해와 상관없이 자기 마음대로 고개를 움직이는 것과 같다. 해를 외면하는 해바라기는 오래 살 수 없을뿐더러 좋은 씨앗을 만들 수 없다.

# 수면 단계에서 드러난
# 신의 한 수

(

우리 몸의 신진대사는 음성 피드백negative feedback을 통한 길항작용 시스템을 갖추고 있다. 예를 들어 갑상선 호르몬의 분비가 많아져 일정 수준 이상으로 올라가면 갑상선 호르몬을 억제하는 스위치가 켜져 갑상선 호르몬이 지나치게 작용하는 것을 억제한다. 혈당, 혈압은 길항작용을 통해 너무 높게 치솟지 않고 안정된 범위 내에서 유지될 수 있다. 그뿐만 아니라 뼈가 만들어질 때도 음성 피드백을 통해 혈액 속 칼슘 농도가 지나치게 높거나 낮아지지 않도록 조절한다. 그래야 뼈의 밀도가 일정하게 유지되어 뼈가 지나치게 강해지는 과골화증이나 뼈가 약해지는 골다공증을 피할 수 있다.

그런데 특이하게도 잠을 자게 하는 입면 과정의 뇌 신경회로에는 길항작용 시스템이 없다. 피로감은 졸음을 유발하는데, 만약 음성 피드백이 있다면 과도하게 졸릴 경우 졸음을 유발한 피로감을 억제할 것이다. 하지만 졸린 것이 해소되지 않으면 피로감이 증가되고, 증가된 피로감은 또다시 자고 싶은 욕구를 더 강하게 만든다. 피로감으로 인한 입면 스위치가 한 번 켜지면 잠을 유도하는 방향으로만 전류를 흐르게 하는데, 이를 음성 피드백과 반대라는 의미로 양성 피드백positive feedback이라고 한다. 제어하는 시스템이 없다 보니 깊은 잠을 자는 상태까지 곧바로 진행될 수 있다. 그래서 수면의 양성 피드백이 작용하는 동안에는 의식을 잃은 듯 보고 듣지 못할 뿐 아니라, 누가 업어 가도 모르는 위험한 상황에 빠질 수 있는 것이다.

안전을 생각한다면 수면의 양성 피드백은 선택하기 어려운 수였을지 모른다. 그러나 신은 선택했다. 적에게 공격당할 위험성을 감수하면서까지 신은 인간이란 바둑판에 깊은 잠의 일방 통로라는 강수를 둔 것이다. 진화론으로 본다면 선잠을 자며 적의 위협에 예민하게 대처하는 것보다 적의 공격에 둔감하더라도 깊은 잠을 자는 것이 생존에 더 유리했기에 현대인의 뇌에 입면의 양성 피드백이 남아 있는 것이라고 설명할 수 있다. 이는 깊은 잠을 못자는 것이 적의 공격에 둔감한 것보다 생존에 더 불리하다는 것을 의미한다.

잠드는 과정에는 깊은 곳으로 향하는 양성 피드백만 있음을 알았다면 피곤한데도 잠들기 어렵거나 잠든 후 쉽게 깨는 것은 뇌의 정상 시스템이 심각하게 훼손되었음을 의미하고, 그 자체로 심각한 질병 상태임을 깨달아야 한다. 혈당, 혈압, 혈중 칼슘 농도를 조절하는 정상적인 음성 피드백이 고장 난 것에 당뇨병, 고혈압, 골다공증이라는 병명을 붙이는 것처럼 말이다. 게다가 양방향 통로인 음성 피드백보다 일방 통로인 양성 피드백의 고장은 더 치명적일 수 있다. 잠을 잘 못 자는 것에 대해 당뇨병, 고혈압, 골다공증보다 더 경계심을 갖자는 말이다.

바둑을 둘 때 나처럼 하수가 두는 수는 훤히 들여다보인다. 공격 아니면 수비이다. 하나의 목적으로만 수를 두기 때문이다. 그러나 고수의 수는 그 의미를 선뜻 짐작해내기 힘들다. 이세돌과 알파고(구글이 개발한 바둑을 두는 인공지능)의 세기의 대결에서 알파고가 두었던 새로운 수는 세계 정상급 프로 기사도 해석하는 데 상당한 시간이 필요했고, 나는 지금도 이해를 못 하고 있다.

수면 단계를 더 깊이 들여다보면 도대체 수면이라는 수가 어떤 방향성을 갖고 있는지에 대한 의문에 부딪히게 된다. 수면 단계는 크게 두 단계로 분류된다. 빠른 눈 운동Rapid Eye Movement이 나타난다고 해서 이름 붙여진 렘REM수면과 그렇지 않은 비렘수면이다. '렘수면은 눈이 빠르게 움직이니까 얕은 잠, 비렘수면은 깊은 잠'이라고 단순하게 생각하던 때도 있었다. 하지만 수면 단계는 조금 복잡하다.

수면은 비렘수면부터 시작되는데, 렘수면과 달리 3단계를 차례로 밟아 나간다. 졸려서 잠자리에 누우면 몇 분 내에 심장 박동이 느려지고, 숨을 차분히 규칙적으로 쉬며, 근육이 느슨해진다. 눈이 느리게 움직이고, 의도하지 않은 팔다리의 꿈틀거림이 나타나기도 한다. 이때 뇌파로 측정해보면 깨어 있는 상태에서는 보이지 않던 세타θ파라고 하는 4-7헤르츠Hz의 파형이 나타나고, 뇌의 정수리 부분에서는 두정부 예파vertex sharp transient라고 하는 특징적인 파형이 나타난다. 깨우면 쉽게 깨지만 특별한 자극이 없다면 몇 분 내에 2단계 수면으로 진입한다. 반면 스트레스가 고조된 상황, 예를 들어 낯선 곳에서 잠을 자거나 중요한 시험 전날 밤이라면 건강한 사람이라도 2단계로 진입하지 못하고 오랫동안 1단계에 머물면서 몸을 계속 뒤척이며 가장 얕은 수면 상태를 벗어나지 못하게 된다. 이런 경우라면 수면 유도 약물이 대처 방법일 수 있음을 인정한다. 그러나 스트레스가 많은 특별한 날이 아니라 평소에도 1단계에 머무르는 증세가 나타난다면 건강 이상 신호이고, 수면제로 해결할 수 없다(7장 '수면제의 불편한 진실'에서 자세히 얘기하겠다).

2단계 수면에서는 심장이 더 느리게 뛰고, 숨은 더 차분히 쉬며, 느리게 움직이던 안구는 아예 멈춘다. 체온이 살짝 떨어지면서 깊은 잠으로 빠져들 준비를 완벽하게 갖추는데, 이때를 보통 잠이 들었다고 표현한다. 뇌에서는 K 복합체K-complex와 함께 12-14헤르쯔의 수면 방추파sleep spindle가 특징적으로 나타난다. 3단계 수면으로 진입하면 어지간한 자극으로는 깨지 않는다. 큰 자극을 활용해 억지로 깨운다고 해도 30분가량은 정신을 못 차리고, 지적인 활동을 할 수 없다. 잠을 깨웠던 자극이 지속되지 않는다면 금방 다시 잠이 든다. 그리고 아침에 일어났을 때 중간에 잠에서 깨어났던 사실을 기억하지 못한다. 이 시기의 뇌파도 매우 특징적인 양상을 띤다. 폭이 높으면서(〉75㎂) 0.5-3헤르쯔의 느린 델타δ파가 증가하는데, 이를 서파수면slow wave sleep이라고 부른다. 과거에는 델타파가 20~50% 정도 분포하는 시기를 3단계 수면, 50%가 넘는 시기를 4단계 수면이라고 따로 분류했으나, 2007년부터 깊은 잠의 단계를 하나로 통합했다. 먼 미래일 것 같지는 않지만 뇌파를 24시간 모니터링할 수 있는 휴대 장치가 개발되어 군인의 임무 효율성을 높이기 위해 보급된다면 적군의 뇌파 정보를 해킹하기 위한 첩보전이 치열해질 것이다. 적군의 뇌파를 모니터링하다가 서파수면이 가장 많이 나타나는 시기에 공습을 감행하면 명장이 되고야 말 테니까. 명장이 되고 싶다면 뇌파를 외워버리자!

수면 과정을 수면 단계별로 정리해보면 비렘수면 1단계를 N1, 2단계를 N2, 3단계를 N3, 렘수면 단계를 REM이라고 했을 때, 잠은 N1 → N2 → N3 → N2 → REM의 순서로 진행된다. 이 사이클을 진행하는 데 90~120분이 소요되고, 하룻밤에 이 사이클을 3~5회 반복한다. 앞서 잠이 오게 하는 과정을 살펴봤을 때는 일방통행로만 있었다. 그런데 정작 목적지인 잠의 길은 얕은 잠과 깊은 잠, 렘수면을 서로 오가는 순환로로 만들어져 있다. 마치 물을 마시기 위해 강가까지는 직진 길로 왔다가 막상 강에 와서는 이리저리 돌아다니는 모양새이다. 일관성을 잃어버린 구성이고, 깊은 잠 구간인 N3을 길게 유지하는 데 유리하지도 않다. 대체 신은 왜 이 수를 선택했을까?

나는 얼마 전 넓은 사막을 운전하는 꿈을 꾸었다. 미국 서부 유타주 인디언 자치 지역을 여행하고 난 후였으므로 그때의 신비로운 감흥이 남아서였을 것으로 분석된다. 그런데 꿈에서 (물론 나는 꿈인 줄 몰랐지만) 누가 밝은 전등을 눈에 비추는 것이다. 너무 눈이 부셔서 피하려고 했으나, 피할 수 없었다. 밝은 빛에 고통스러워하는 찰나 잠에서 깼다. 눈을 떠보니 보름달이 창문을 통해 강한 빛을 내게 건네고 있었다. 나는 달이 참 곱다고 생각하면서도 잠을 깼다는 짜증이 치밀어 블라인드를 창문 끝까지 내리고 다시 잠을 청했다.

외부 환경의 변화에 위험 요소가 있으면 깨어 있을 때는 회피 반응이 나타난다. 예를 들어 시속 $50km$의 속력으로 축구공이 북쪽 방향에서 날아올 경우 '이 속도의 물체가 이 방향으로 날아오면 머리에 부딪히게 될 테니 고개를 숙이자'는 계획이 뇌 신경회로에서 저절로 생겨나고 운동신경으로 전달되어 '공을 피하는 반응'이 나타나는 것이다. 하지만 잠을 자고 있으면 얕게 자더라도 운동신경 스위치는 꺼지거나 기능이 떨어져 있다. 그 결과 회피하고자 하는 뇌 신경회로의 계획은 운동신경 대신 꿈으로 전달된다. 달빛이 내 눈을 밝혔을 때 시각세포는 주변 환경이 밝아졌음을 뇌에게 보고했고, 뇌는 '누가 밝은 전등을 눈에 비추는 꿈'을 통해 주변 환경의 변화를 내가 알 수 있도록 한 것이다. 만약 달빛이 아니라 주변에서 벌어진 화재의 불빛이었다면 어땠을까?

내 어머니는 불이 나는 꿈을 꿔서 잠에서 깼는데, 실제로 집 안에서 불이 나는 상황을 경험했다. 어머니는 불꿈을 꾸다 잠이 깬 덕분에 덮고 있던 담요로 불을 덮어 초기 진화에 성공할 수 있었다고 믿고 계신다. 자신이 덕을 많이 쌓아 조상님께서 도와주셨을 가능성이 크지만, 본인의 신통함이 발휘된 것도 분명 있다는 취지로 말씀하셨다. 어렸던 나는 어머니의 신통한 말씀을 믿었다. 그러나 지금 생각해보면 그 일은 당연한 것이었다. 집 안에서 나는 초기 화재의 불빛이 어머니가 꾸던 꿈에 반영된 것일 테고, 타는 냄새가 그 꿈에 위협적인 양념을 쳐서 어머니는 공포감에 깬 것일 테니 말이다. 조상님께 감사하고, 어머니의 신통함도 인정한다. 그럼에도 가장 경이로운 것은 꿈을 많이 꾸는 렘수면을 비렘수면의 여러 단계와 서로 순환하게 만들어서 자는 동안에도 치명적인 주변 환경의 변화에 대비할 수 있도록 한 인체의 신비이다.

꿈의 80%는 렘수면 단계일 때 꾼다. 렘수면은 얕아서 시각·청각·후각·촉각이 외부 환경의 변화를 감지할 수 있다. 물론 렘수면에서만 꿈을 꾼다고 알려졌던 과거의 팩트에서 벗어나 최근에는 실험을 통해 20%의 꿈은 비렘수면, 그것도 가장 깊은 N3 단계에서 꾸는 것으로 확인되었다. 하지만 이 시기에 꾼 꿈은 선명하지 않고, 잠을 깨울 만큼 강도가 강하지 않다. 위험한 자극에 반응해 바로 깰 수 있으려면 렘수면이 중간중간 섞여 있는 게 유리하다. 가장 깨기 어려운 깊은 수면 단계는 주로 수면 주기의 첫 1/3에서 가장 많이 나타나고, 수면 후반부로 갈수록 점차 사라지며, 가장 깨기 쉬운 렘수면은 수면 후반부의 1/3에서 가장 많이 나타난다. 이런 배치는 수면의 이익을 극대화하면서 위험성을 줄이는 데 유리하다.

이세돌은 알파고에게 네 번 졌고, 한 번 이겼다. 대결이 진행되던 2016년 당시에는 이세돌의 승리를 예상했기에 인간이 인공지능에 졌다는 충격이 꽤 컸다. 그러나 그로부터 1년 2개월 후 알파고가 더 이상 적수가 없다며 바둑계를 은퇴했을 때 우리는 이세돌의 1승이 얼마나 경이로운 것인가를 깨달았다. 알파고의 개발사는 이세돌이 승리한 4국의 결정적인 '78번째 수'가 실제 나올 확률을 조사했는데 0.007%였다. 이 수에 대해 인공지능 개발사 수석 연구원은 "이런 희박한 확률을 찾아낸 인간의 두뇌에 감탄했다. 진짜 신의 수였다"라고 칭찬했고, 이세돌 9단은 "그 수 외에는 둘 방법이 없었다. 둘 수밖에 없었던 수"라고 말했다.[6] 수면 과정에 놓인 일방통행로와 순환로는 둘 수밖에 없었던 신의 한 수 아닐까?

한편 이세돌과 알파고의 대결은 불공정했다는 견해가 있다. 알파고에게 별도로 연결된 광케이블 때문이다. 한 인터넷 전문가는 "광케이블로 인터넷에 연결해 바둑을 두는 알파고는 동시에 수천 대의 알파고를 돌릴 수 있어서 사실상 시간제한이 없는" 반면, "이세돌은 혼자 두기 때문에 시간제한을 받는다"라고 했다.[7] 이에 대해 인공 신경 분야 세계 최고 권위자인 미국 MIT 공대 김지환 교수는 "알파고의 소프트웨어는 인간 두뇌를 닮아 인공지능이라고 할 수 있지만, 하드웨어는 그렇지 않다"라며 인간의 신경세포만큼 성능이 높은 트랜지스터가 아직 개발되지 않았기 때문이라고 설명했다. "신경세포 하나를 대신하려면 트랜지스터 수백 개가 필요하고, 그것을 담아낼 엄청난 공간과 연결 시설이 있어야 하기 때문에 구글이 광케이블을 설치할 수밖에 없었다"라는 것이다. 실제 신경세포와 가장 근접한 트랜지스터 기술을 확보하고 있는 김 교수는 "만약 알파고 인공지능이 구동되는 공간을 이세돌의 두뇌가 차지하는 공간과 같게 할 경우 게임 자체가 성립되지 않았을 것"이라고 분석했다. 이세돌의 1승은 수학적 계산으로 나올 수 없는 확률이었으며, 그것은 인간이 얼마나 위대할 수 있는지에 대한 실례였던 것이다.

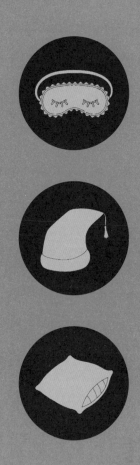

# 2장

잠의 두 호르몬,
세로토닌과 멜라토닌

# 빛이 어둠을 만들고,
## 어둠이 빛을 완성한다

유명한 물리학자들이 빛이 입자인지 파동인지 논쟁을 벌였던 기록을 들여다보는 일은 꽤 재미있다. 그들의 기록을 해설한 누군가의 글을 읽는 것이지만. 떨어지는 사과로 만유인력을 알아낸 천재 과학자 뉴턴은 빛을 입자라고 생각했다. 에테르 입자가 가득한 공간에 빛을 통과시키고 에테르 입자들이 떨리는 것을 관찰했다. 에테르 입자들이 떨리는 이유는 어떤 입자가 에테르 입자와 부딪혔기 때문이고, 그렇다면 빛이 입자일 수밖에 없다고 판단한 것이다. 천재의 눈에는 보이는 현상이 죄다 원리이다. 어쩌면 별을 좋아했던 뉴턴은 빛이 입자라는 생각을 진작부터 했을

지도 모른다. 먼 곳에서 출발한 별빛이 정확하게 지구까지 도달하려면 직진해야 하는데, 그 당시 지구상에서 관찰되었던 파동은 멀리 갈수록 퍼지는 것들이었으니까.

커피 상호와 똑같은 19세기 영국 과학자 멕스웰은 이중 슬릿에 의한 간섭 실험을 통해 빛은 파동이라고 주장했다. 빛이 직진하는 입자라면 중간에 빛이 통과할 수 없는 장애물을 만났을 때 거기서 멈춰야 한다. 그런데 빛의 일부는 빛 차단 장애물 바로 뒷면에서도 나타난다. 이는 빛이 출렁이는 파동이라야 가능한 일이다. 천재 과학자 뉴턴을 뒤집은 멕스웰, '빛은 파동'이라는 그의 이론도 20세기 최대 슈퍼스타 아인슈타인에 의해 수정되어야만 했다. 금속 표면에 빛을 비추었더니 금속 표면에서 전자가 튀어나오는 현상이 나타났다. 그러려면 어떤 입자가 금속의 전자와 일대일로 충돌해야 한다. 빛은 입자의 성질이 분명히 있다는 것이다.

현대 물리학자들은 빛이 입자의 특징과 파동의 특징을 모두 지닌 그 어떤 것이라고 생각한다. 흥미롭게도 빛이 입자의 성질을 나타낼 때는 파동의 특징이 완전히 사라지고, 반대로 파동의 역할을 할 때는 입자의 모습이 숨는다. 둘 다 빛의 특성이지만 서로 배타적이다. 서로 섞이지 않는 특성이 하나의 존재를 구성하는 신비로운 그 무엇이다. 현대 물리학의 발전으로 빛의 이중적인 실체가 드러나듯이 현대 의학이 밝혀낸 빛이 사람에게 미치는 영향도 이중적이다. 빛이 피부막을 통과해 피부 속 염색체에 영향을 주는 것은 파동의 특징인 데 반해, 피부 내부에서 빛의 광자를 열에너지로 바꾸는 광보호 효과는 입자의 특징이다. 예를 들어 흑색종이라는 악성 피부암은 파동 형태의 빛이 피부 세포 속으로 파고들어 염색체를 변화시킨 결과이다. 반면 햇빛 화상은 빛의 입자가 에너지로 변환되어 열을 만들고, 그 열이 축적되어 만들어낸 상처라고 할 수 있다.

빛의 인체에 대한 영향은 여기서 그치지 않는다. 지금까지 수십 종류의 호르몬이 발견되었는데, 저마다 고유의 기능들이 있어서 무엇 하나 중요하지 않은 것이 없다. 하지만 그중 가장 중요한 평가를 받는 호르몬이 2개 있다. 하나는 행복 호르몬으로 불리는 세로토닌이고, 다른 하나는 생체시계를 관장하는 멜라토닌이다. 세로토닌과 멜라토닌은 모두 빛에 민감하게 반응하는 호르몬이다. 다만 세로토닌은 밝은 빛이 있으면 활발하게 분비되는 반면, 멜라토닌의 분비는 밝을 때는 억제되고 어두울 때 활성화된다. 밝은 빛은 세로토닌을 분비시켜 행복감을 만들어주고, 어둠은 멜라토닌을 분비시켜 수면을 유도한다.

여기서 한 가지 짚고 넘어가야 할 중요한 포인트가 있다. 멜라토닌은 바로 세로토닌에서 만들어진다는 것이다.[1] 세로토닌이 멜라토닌으로 바뀌지 않고 계속 세로토닌으로 남아 있으면 비정상적인 흥분 상태가 올 수 있다. 경조증이라고 하는데, 과도한 낙관이나 과소비 같은 억제되지 않는 활동을 하기 쉽다. 환각이나 환상 같은 비정상적인 정신 증세를 겪을 수도 있다. 이런 이유로 세로토닌을 찬양하는 국내외 유명 의학박사가 비판을 받기도 했다.

빛에서 시작된 행복한 기분은 어둠 속에서 수면으로 마무리되어야만 행복으로 완성된다. 빛이 어둠을 만들고, 어둠은 빛을 완성시키는 것이다. 그러면 본격적으로 행복을 완성할 수 있는 구체적인 방법을 살펴봐야겠다. 세로토닌과 멜라토닌의 애기로 말이다.

# 왜 세로토닌해야
# 하는가?

)

세로토닌을 두고 미국의 캐롤 하트는 '현대인의 만병의 근원이 라고 할 수 있는 스트레스는 다름 아닌 세로토닌의 불균형에서 오는 것'이라고 했다. 그는 자신의 저서 《세로토닌의 비밀》에서 우울증과 불안, 두통, 불면, 자살은 세로토닌 부족에서 비롯된 것 이며, 충동을 억제하지 못해 성범죄나 폭력 범죄를 저지르는 것 도 세로토닌 부족으로 설명했다. 그뿐만 아니다. 폭식하고 토하는 증세가 나타나는 섭식 장애, 별 이유 없이 배가 늘 아픈 과민성대 장증후군이나 만성통증증후군도 세로토닌이 부족한 탓이라고 했 다. 그리고 정신건강의학과 의사들이 우울증 환자에게 세로토닌을 처방하고 있는데(정확하게 말하면 세로토닌 분해 억제제를 처방하는 것이지만), 약의 도움을 받지 않더라도 기분을 좋게 하는 데 필요한 세로토닌은 음식과 생활 습관을 통해 얻을 수 있다고 했다. 그 방법은 세로토닌 성분이 많은 음식을 먹고 잠을 잘 자면서 밝은 빛을 쬐는 것이라고 했다.[2]

정신건강의학과 전문의 이시형 박사도 자신의 저서《세로토닌하라!》에서 세로토닌은 조절, 행복 그리고 공부 호르몬이라고 설명했다. 인간의 뇌에는 식욕, 성욕, 두려움 등의 욕구를 드러내는 편도체amygdala가 있는데, 이성적인 판단을 담당하는 뇌의 전두엽과 갈등 관계에 있다고 봤다. 예를 들어 뇌의 전두엽이 '시험을 잘 보려면 공부를 열심히 해야 한다'는 이성적인 판단을 했을 때 편도체는 '쉬고 싶다'는 욕구로 이성적인 판단을 저지하려고 한다는 것이다. 갈등 관계에 있는 뇌의 전두엽과 편도체 사이에서 어느 한 편을 드는 것은 쉽지 않다. 동물과 다른 인간다움을 유지하기 위해서라면 뇌의 전두엽이 관할하는 이성의 편을 드는 게 좋겠지만, 편도체가 담당하는 먹거나 자고 싶은 동물적 욕구를 무시하다가는 생존 자체가 어려워질 수 있기 때문이다. '공부를 해야 한다'는 뇌의 전두엽이 편도체보다 더 우세한 사람은 '강박증'이라는 병이 생기기 쉽고, 반대로 '쉬고 싶다'는 편도체가 더 우세한 사람은 '낙오자'가 되기 쉽다. 이성과 욕구 중 무엇이 우위에 있다고 섣불리 결정할 수 없는 그런 순간에 세로토닌이 풍부하면 이성적인 판단과 욕구의 조화로운 순서가 정해진다고 주장했다. 세로토닌은 '공격성과 중독성을 잘 조절해서 평상심을 유지하게 할 뿐 아니라, 집중력과 기억력을 향상시켜 창조적인 사람이 되게 한다'고 강조했다.

캐롤 하트와 이시형 박사의 세로토닌 찬양론에는 복잡한 사실 관계를 지나치게 단순화한 측면이 있다. 게다가 몇 군데에서는 틀린 부분도 발견된다. 예를 들어 우울증 환자의 뇌척수액에서 세로토닌 농도가 낮은 것은 맞으나, 세로토닌 농도가 낮은 것이 우울증의 원인이라고 단정 지을 수는 없다. 우울증 환자는 노르에피네프린이나 도파민이 낮은 경우도 많기 때문이다. 세로토닌이 높아도 노르에피네프린이나 도파민이 낮으면 우울증이 올 수 있다. 실제로 1960년대까지는 노르에피네프린이라는 호르몬이 적으면 우울증, 많으면 조증이 나타난다고 생각했었다. 지금은 세로토닌과 도파민 그리고 노르에피네프린이 복잡하게 얽힌 문제라고 생각한다. 최근에는 글루타메이트라는 신경전달물질도 우울증과 관련이 있는 것으로 밝혀졌다. 세로토닌 부족이 우울증에 흔하게 나타나는 현상이지만, 세로토닌 부족이 우울증을 일으키는 원인이라고 단정한 것은 지나친 단순화이다.

또한 모든 신경전달물질이 그렇듯 농도에 따라 역할은 달라진다. 세로토닌은 1932년 페이지Page라는 학자가 혈청에서 혈관을 수축시키는 물질이 있음을 발견하면서 세상에 드러났다. 세로토닌이라는 이름도 혈청serum에 있는 혈관을 수축시키는tonic 물질이라는 뜻이다.[3] 그러나 세로토닌은 높은 농도에서는 혈관을 수축시키는 데 반해, 평상시 농도에서는 혈관을 이완시킨다. 아마 페이지는 세로토닌 농도가 높을 때 혈관 변화를 관찰한 모양이다.

음식을 통해 세로토닌을 보충할 수 있다는 것도 부분적으로 맞을 수도 있지만, 틀릴 수도 있다. 세로토닌은 L-트립토판이라는 단백질에서 만들어지므로 단백질 함유량이 높은 음식을 많이 먹으면 세로토닌이 보충되리라는 것은 합리적인 추론이었다. L-트립토판이 많은 낫토, 대두, 우유, 명란, 호두, 아몬드나 세로토닌이 직접 들어 있는 바나나 등은 행복감을 주는 음식으로 광고에 등장하기도 한다. 낫토와 명란젓, 바나나를 좋아하는 나로서는 이 음식들이 행복감을 준다는 것에 반대하지 않는다. 그러나 이것이 뇌의 세로토닌 분비량을 늘리기 때문이라는 설명에는 반대할 수밖에 없다. 트립토판이 뇌에서 분비되는 세로토닌의 재료가 되려면 일단 뇌 안으로 들어가야 하는데, 어떤 물질이건 뇌에 쉽게 들어갈 수 없다. 뇌혈관장벽이라는 강력한 방어막이 가로막고 있어서다. 뇌 안으로 들어가려면 보안이 철저한 특수한 통로를 이용해야만 한다. 청와대나 국가 정보원 같은 국가 주요 시설은 특수한 통로로만 출입할 수 있는 것과 같은 이치이다. 통로가 좁을지라도 트립토판을 많이 먹어 혈액 속 트립토판의 양이 많아지면 뇌로 들어가는 양이 늘어날 것이라는 설명은 트럭이다. 트립토판이 풍부한 음식에는 다른 단백질도 많기 때문이다. 예를 들어 내가 좋아하는 명란젓을 많이 먹으면 혈액 속 트립토판의 양은 늘어나지만, 명란젓이 함유한 다른 단백질도 많아진다. 그래서 트립토판이 뇌 안으로 들어가기 위해 뚫어야 하는 경쟁률은 낮아지지 않는 것이다. 바나나 안에 있는 세로토닌 역시 뇌혈관장벽 안으로 들어가지 못한다. 트립토판이 혈액에 있는 동안 뇌 안으로 들어가 세로토닌이 될 가능성이 사라지는 것은 아니나, 의사들이 우울증 환자에게 처방하는 약처럼 세로토닌 효과를 음식에서 당장 기대하기는 어렵다.[4]

그렇다고 이 주장이 완전히 틀렸다고 할 수도 없다. 뇌의 변화는 외부 물질의 변화가 없는 상태에서도 일어날 수 있기 때문이다. 예를 들어 일정한 온도와 습도가 유지되는 방 안에서 혈압에 변화를 주는 어떤 음식이나 약물을 투여하지 않았는데도 마음 상태에 따라 혈압은 변동한다. 무서운 생각을 떠올리면 심장 박동 수가 오르고, 행복했던 기억을 떠올리면 안정되는 것처럼 말이다. 바나나를 먹을 때 만족감을 느끼면 뇌에서는 세로토닌이 분비될 수 있다. 일종의 바나나 플라시보(가짜 약) 효과인데, 가짜 감기약 이 감기를 낫게 하는 것이나 가짜 항암제가 암을 호전시키는 효 과보다 더 클 수 있다. 행복감은 감기나 암보다 훨씬 더 뇌신경전 달물질의 변화로 결정되는 부분이 큰 까닭이다. 또한 명란젓 속 트립토판이 당장 뇌 안으로 들어가지는 못하더라도 혈액에 트립 토판이 많으면 세로토닌을 만드는 데 긍정적인 요소로 작용한다.

일부 과장과 오류에도 캐롤 하트와 이시형 박사의 세로토닌 찬 양론은 귀 기울일 가치가 충분히 있다. 세로토닌이 부족하면 만 병이 생길 수 있으며, 세로토닌이 원활하게 활동하는 것이 인간 의 행복과 직결되기 때문이다. 세로토닌은 먹고 마시고 변을 보 는 인간의 본능적인 삶에도 밀접하게 관련되어 있을 뿐 아니라, 우울한 기분을 줄여주고 활기 넘치게 해준다. 특히 다른 사람을 배려하고 책임감을 느끼게 하는 이타적인 삶에도 기여한다. 정상 적으로 자식을 돌보는 쥐에게 세로토닌을 제거했더니 자식을 돌 보는 일을 게을리하는 것을 관찰한 유명한 실험 결과도 있다.[5]

세로토닌의 불균형은 비만과 당뇨병을 일으키거나 악화시킬 수 있으며, 반대로 비만해지거나 당뇨병이 발병하면 세로토닌의 기능이 떨어지는 현상도 발견되었다. 그 결과 세로토닌은 비만과 당뇨병의 새로운 치료약 후보군으로 가장 각광받고 있다. 세로토닌은 면역력의 활성화에도 관련이 깊다. 똑같이 감기 환자와 접촉했는데도 감기에 걸리는 사람과 그렇지 않은 사람을 두고 그동안 막연하게 면역력의 차이로 설명해왔는데, 오랫동안 누적된 개인의 세로토닌 차이가 결정적인 역할을 한다는 것이 밝혀졌다.[6] 뒤에서 자세히 언급하겠지만, 빛을 받아야 활성화되는 세로토닌의 특성을 고려하면 '어릴 때부터 햇빛 아래서 놀아야 평생 건강할 수 있다'는 어른들의 덕담이 과학적인 팩트로 입증된 셈이다.

세로토닌은 뼈 건강에도 영향을 미치는데, 뇌 속 세로토닌이 부족하면 골다공증 위험이 높아진다. 세로토닌의 불균형이 정말로 만병의 근원이라 할 수 있을 정도이다. 이렇게 세로토닌의 기능이 상상할 수 없을 정도로 많다는 점이 드러난 것은 위, 십이지장, 소장, 대장과 같은 소화기관의 숨겨진 기능이 밝혀지는 것과 궤를 같이한다. 세로토닌은 뇌와 장을 연결하는 신비한 시스템으로 들어가는 열쇠 역할을 하기 때문이다.

# 제2의 두뇌를
# 지배하는 세로토닌

간이 크다는 말이 있다. 겁이 없고 매우 대담하다는 뜻으로, 어떤 행동이나 의사를 결정할 때 두려움 없이 배포 있게 진행하는 사람을 일컬어 우리는 '간이 크다' 혹은 '담이 크다'라고 말한다. 성격이나 성향이라면 뇌에 달린 일일 터인데, 굳이 복부 장기 중의 하나인 간이나 담을 들어 표현한 것은 우리 선조들의 의학적 무지에서 비롯된 것이라고 나는 생각해왔다. 그런데 비슷한 표현이 영어에도 있다. 'gut'이라는 영어 단어는 위, 소장, 대장 같은 장을 말하는 해부학 용어와 더불어 우리말 표현 '배포'와 비슷한 뜻으로 사용한다. 예를 들어 'He has guts'라는 문장은 '그는 배짱이 두둑하다'라는 뜻이다. 동양과 서양의 언어에 똑같이 이른바 '깡'을 표현하는 복부 장기의 표현이 있는 것이다.

식도에서 항문까지의 9m 길이 소화기관을 우리는 장이라고 부른다. 장에는 5억 개의 신경세포가 있고, 신경전달물질이 20여 개나 만들어진다. 신경전달물질이란 신경세포에서 만들어져 신경전달에 관여하는 물질을 말하는 것으로, 당연히 뇌나 척수 같은 중추신경계 내에서만 만들어질 것으로 생각해왔다. 뇌가 판단하고 결정하면 장은 뇌가 시키는 대로 반응하기만 하면 되므로 별도의 신경전달물질을 만들 필요가 없을 것 같았기 때문이다. 그러나 해부학과 분자생물학의 발달로 장에도 (뇌보다는 적지만) 무수히 많은 신경세포가 존재하고, 신경전달물질을 별도로 만드는 것이 밝혀졌다. 또한 뇌의 명령을 받지 않고 독자적으로 행동하는 신경enteric nervous system이 장에 있다는 새로운 학설까지 등장했다. 이를 주장하는 학자들은 이런 이유로 장을 '제2의 뇌'라고 부른다.

모든 학자가 독자적인 장의 신경계를 인정하는 것은 아니지만, 장과 뇌가 아주 긴밀하게 소통한다는 점은 모든 학자가 받아들이고 있다. 이를 두뇌-장 관계Brain-Gut Axis라고 하는데, 뇌는 장에게 명령을 내리고 장은 이를 받기만 하는 상명하복 관계라고 생각해왔던 것과 달리 때로는 뇌도 장의 명령에 따르는 상호적인 관계로 개념이 바뀐 것이다. 예를 들어 상한 음식이 위에 머물고 있을 때 장 신경은 상한 음식이 소장이나 대장에서 흡수되면 몸에 큰 위협이 될 것으로 판단해 뇌에게 신호를 보내 구토를 유발하는 것이다. 장에 살고 있는 100조 개의 장내 세균도 두뇌-장 관계의 한 축으로 뇌와 긴밀히 교신하며, 사람의 건강 상태에 큰 영향을 끼치고 있다.

장의 신경계가 두뇌와 긴밀하게 연결되어 있다는 사실은 그동안 설명하기 힘들었던 많은 질병 양상을 똑 부러지게 설명할 수 있게 만들었다. 스트레스를 받으면 장의 운동 기능이 떨어질 뿐 아니라, 혈당을 조절하는 인슐린 기능이 떨어져 성인 당뇨병에 걸리기 쉽다. 지방 대사도 나빠져 내장지방이 축적된다. 반대로 복부 비만은 뇌 안으로 염증 반응을 일으켜 뇌혈관에 동맥경화를 일으킬 뿐 아니라, 뇌세포 자체도 손상시킨다. 그렇다면 뇌와 장을 긴밀하게 연결하는 매개체는 무엇일까? 장에 있는 20여 개의 신경전달물질 중 가장 압도적인 지배력을 갖고 있는 게 바로 세로토닌이다. 실은 세로토닌의 90~95%는 뇌가 아닌, 장에서 만들어진 것이다. 지난 반세기 동안 정신과 의사들은 세로토닌 억제제로 우울증을 치료해왔는데, 뇌보다 20여 배나 더 많게 장에서 만들어지고 있었던 것이다. 소화기내과 의사들이 "세로토닌을 조절하는 약물은 이제 우리가 쓸 차례야"라고 주장한다고 해도 정신과 의사들이 토를 달 수 없는 상황이 되었다. 세로토닌은 장의 신경계에서 중추적인 역할을 하며 혈압, 혈당, 지방대사, 뼈 건강은 물론 면역세포에도 영향을 준다. '세로토닌 찬양론'은 이런 과학적인 발견에서 비롯된 것이다.

# 세로토닌이
## 비만의 주범이었다

한여름 무더위에 57세 여성의 체온이 갑자기 38도까지 치솟았다. 혈압도 170/100mmHg로 높아졌다. 기침이나 콧물 같은 감기 증세가 전혀 없었지만, 독감 초기 증세로 의심하고 해열제와 감기약을 복용했다. 그래도 전혀 상태가 호전되지 않아 대학병원을 찾았다. 의사가 진찰해보니 환자는 몹시 초조해했으며 땀을 많이 흘렸다. 두통과 구토 증상도 있었다. 심각한 질병에 빠져 있는 것 같은 환자에게 의사가 내린 처방은 간단했다. 환자가 먹고 있던 항우울제를 끊으라는 것이었다. 우울증을 치료하기 위해 체내 세로토닌 농도를 높이는 약물이 고열과 혈압 상승, 두통, 구토 등의

부작용을 일으켰던 것이다.[7]

세로토닌 증후군이라고 하는데, 세로토닌이 과해지면 불안하고 초조해지면서 정신이 혼미해지기 쉽다. 반대로 아무것도 아닌 일에 기뻐하는 경조 증세가 나타날 수 있다. 세로토닌이 부족할 때처럼 두통, 불면도 동반될 수 있다. 이런 가벼운 증세를 넘어서 땀이 많이 나고, 고열에 시달리면서 심장 박동이 빨라지며, 혈압이 고혈압이었다가 갑자기 저혈압으로 춤을 출 수도 있다(세로토닌의 90%가 장에서 만들어진다는 점을 기억한다면 구토, 설사, 복통 등의 증세가 나타나는 것은 쉽게 이해할 수 있다). 그뿐만 아니라 간질 환자처럼 발작을 할 수도 있고, 파킨슨병 환자처럼 떨림 증세와 보행 장애가 나타날 수도 있으며, 최악의 경우 혼수상태에 빠질 수도 있다.

세로토닌 농도를 높이는 약은 우울증을 치료해주지만, 그 대가로 세로토닌 과작용을 경험할 수도 있다. 그렇다고 해도 이런 부작용으로 우울증 치료약의 무용론이 제기되지는 않았다는 것을 강조하고 싶다. 우울증은 자살이라는 극단적인 결과로 이어질 수 있는 질병이기에 반드시 치료가 필요하다. 특히 중등도 이상의 우울증은 스스로 극복하기 어렵다. 약물이 표준 치료이다. 다만 이를 예로 든 것은 세로토닌도 과하면 부작용이 생길 수 있음을 설명하기 위함이다. 세로토닌 증후군은 약물을 복용했을 때 급작스럽게 나타나고, 약물을 끊고 바로 나아질 수 있으며, 우울증 약을 먹지 않는 사람에게는 나타나지 않는 것으로 생각해왔다.

이제까지 발견한 세로토닌은 14종류이며, 14개의 세로토닌이 어떻게 기능을 달리하는지 아직 명확하게 알아내지는 못했다. 그나마 뇌에 작용하는 세로토닌이 따로 있고, 장에 작용하는 세로토닌이 따로 있으며, 뇌혈관장벽 때문에 뇌와 장의 세로토닌이 자유롭게 이동할 수 없다는 정도만 알아냈다. 그래서 뇌에 작용하는 세로토닌을 중심성central, 장에서 역할을 담당하는 세로토닌을 말초성peripheral이라고 구분했다.

그런데 2015년 〈네이처Nature〉지에 세상을 뒤흔든 세로토닌의 부작용이 발표되었다. 캐나다 맥마스터 대학 연구팀은 유전자를 조작해 중심성 세로토닌만 생산하지 못하는 쥐(뇌-세로토닌 부족 쥐)와 말초성 세로토닌만 생산하지 못하는 쥐(복부-세로토닌 부족 쥐)를 만들어냈다. 뇌-세로토닌 부족 쥐에서는 성장이 지연되었고, 자율신경계 이상 반응이 나타났다. 자식 쥐를 잘 돌보려 하지 않는가 하면, 수면 패턴이 깨지는 행동학적 변화도 나타났다. 이에 반해 복부-세로토닌 부족 쥐에서는 별다른 행동 변화가 나타나지 않았다.

연구팀은 이 쥐들을 대상으로 비만 실험을 진행했다. 두 그룹의 쥐에게 육류와 탄수화물, 채소가 골고루 섞인 일반적인 식사를 주었는데, 이때는 체중이나 비만도에 차이가 나타나지 않았다. 하지만 고지방 식이를 주었을 때는 분명한 차이가 나타났다. 뇌-세로토닌 부족 쥐에서는 예상대로 비만이 유도된 반면, 복부-세로토닌 부족 쥐에서는 예상과 달리 비만이 유도되지 않았다. 세로토닌 부족이 만병의 근원인 줄로만 알았는데, 세로토닌을 부족하게 했더니 비만이 예방되었다. 이것은 세로토닌의 역설이 시작되었다는 신호일까?

연구팀은 똑같은 칼로리의 먹이를 주고 똑같은 강도의 운동을 시켰는데도 이런 차이가 나타나는 이유에 대해 두 그룹의 쥐 사이에 기초대사량의 차이가 발생했기 때문으로 추정했다. 그리고 신체 어느 부위에서 기초대사량의 차이가 나타났는지 조사했다.[8] 기초대사량이란 전혀 움직이지 않고 가만히 쉬고 있는 상태에서 체온 유지나 호흡, 심장 박동 등 기초적인 생명 활동을 위한 신진대사에 소모되는 에너지양을 말한다. 체온 유지나 호흡, 심장 박동 등 기초적인 생명 활동을 유지하기 위해서는 많은 에너지가 필요하기 때문이다. 체중 70kg 성인의 기초대사량은 하루 1,700kcal 정도이다. 러닝머신에서 1시간 동안 열심히 뛰었을 때 300kcal

정도 에너지가 소모되는 것과 단순 비교하면 무려 6시간을 열심히 달린 것과 같은 에너지양이다. 기초대사량은 몸이 위기 상태라고 감지되면 급격히 줄어든다. 대표적인 예가 굶었을 때다. 허기가 지면 몸은 기초대사량을 줄여버린다. 살을 빼기 위해서는 배고프지 않도록 잘 챙겨 먹는 게 그래서 중요하다. 또한 근육의 비율이 높아지면 기초대사량이 늘어난다. 많이 먹는데도 살이 잘 안 찌는 사람은 대개 근육의 비율이 높다.

지방의 차이에 따라서도 기초대사량은 크게 달라질 수 있다. 지방에는 백색 지방과 갈색 지방이 있는데, 백색 지방은 피하 또는 내장 주위에 고루 퍼져 있는 일반적인 지방을 말한다. 백색 지방은 혈액 속에 포도당이나 지방산이 많을 때 이를 지방으로 저장하거나, 반대로 지방을 분해해 포도당이나 지방산으로 만드는 역할을 한다. 식욕 조절에 관여하는 랩틴이나 여성 호르몬인 에스트로겐 등 여러 호르몬의 조절에도 관여한다. 반면 갈색 지방은 백색 지방과는 달리 세포 내 대사를 담당하는 미토콘드리아와 혈관이 많아 갈색을 띤다. 갈색 지방의 주요 역할은 열을 발생시키는 것이다. 예를 들어 추운 곳에서 체온이 떨어질 것 같으면 뇌는 교감시경을 통해 갈색 지방의 미토콘드리아를 활성화해 열을 발생시킨다.

갓 태어난 아기는 갈색 지방이 백색 지방보다 많다. 그러나 나이가 들수록 감소해 목, 콩팥, 내부 장기 주위에 전체 체중의 1% 정도 비율로 남는다. 갈색 지방은 체중의 1%밖에 안 되지만, 갈색 지방의 대사량이 떨어지면 열을 발생하는 에너지가 줄어들어 전체 기초대사량이 줄어든다. 비만한 사람에게는 갈색 지방의 기초대사가 떨어지는 현상이 관찰되었고, 동물 실험에서 갈색 지방의 대사를 떨어뜨리면 비만이 유발되는 것이 확인되었다.

세로토닌의 역설이 시작된 곳도 바로 갈색 지방이었다. 연구팀이 복부-세로토닌 부족 쥐의 갈색 지방의 대사량을 조사해봤더니 복부-세로토닌이 정상인 쥐보다 증가되어 있었다. 그 결과 고지방 식이를 먹어도 칼로리가 기초대사량으로 많이 소모되어 살이 찌지 않았던 것이다. 그러나 이를 두고 세로토닌 역설이 시작된 것으로 해석하기는 어려울 듯하다. 먼저 정상적인 식사를 제공했을 때는 복부-세로토닌 부족 쥐에서 어떤 강점도 나타나지 않았다. 물론 특별한 약점이 나타난 것도 아니지만, 강점과 약점이 나타나지 않은 상태에서 약점이 없다고 정상적으로 존재하는 신체 기관을 제거하는 것은 오히려 위험한 행위일 수 있기 때문이다.

그럼에도 불구하고 이번 연구는 지금껏 이유를 몰랐던 두 가지 현상을 명쾌하게 설명해냈다. 비만한 사람은 열생산 능력이 떨어지는데 그 이유를 몰랐고, 뚱뚱해지면 복부 세로토닌이 증가하는데 그것이 어떤 의미를 갖는지도 몰랐다. 그런데 지금은 비만하면 복부 세로토닌이 증가하고, 증가된 복부 세로토닌은 갈색 지방의 기초대사량을 줄여서 열을 못 만들어내 살이 더 찌는 이른바 '비만 악순환의 고리'에 대한 설명이 가능해진 것이다.

비만 환자의 치료제로서 복부 세로토닌을 억제하는 약물에 주목해야 한다는 연구팀의 결론에 동의한다. 하지만 이것만으로 비만하지 않은 사람에게 비만 예방 목적으로 복부 세로토닌 억제제를 투여하는 것은 경계하고 싶다. 복부 세로토닌은 정상적인 신경전달물질이니까. 강조하고 싶은 것은 뇌든 복부든 세로토닌은 과하면 병을 일으킨다는 사실이다. 세로토닌이 관여하는 중요한 생리기전들을 공부하다 보면 세로토닌을 얼마나 잘 조절하느냐에 사람의 인생이 달려 있는 듯싶다.

### 지방의 역설? 저지방의 역설!

여기서 잠깐 고지방 식이에 대해 살펴보고자 한다. 과도한 세로토닌이 비만의 원인임을 밝혀낸 연구팀은 쥐에게 고지방 식이를 먹여 비만을 유도했다. 사람의 경우 고지방 식이로 살을 빼는

다이어트법이 유행한 적도 있었기에 혼동을 피하기 위해서는 별도의 설명이 필요할 것 같다.

지방을 먹어야 살을 뺄 수 있다는 이른바 '지방의 역설'은 2016년 미국에서 시작되었다. 세계 3대 의학저널 중 하나로, 최고의 권위를 인정받는 미국의사협회지에 고발성 연구 결과가 발표되면서부터다. 연구팀은 50년 전의 연구 결과를 추적했는데, 다름 아닌 1964년 미국 하버드 대학 앙셀 키스Ancel Keys 교수가 주도한 연구였다. 이 연구에서 앙셀 키스 교수는 지방이 심장병의 주요 위험 인자이며, 심장병을 예방하기 위해서는 지방을 적게 먹어야 한다고 결론을 내렸다. 이 연구 결과를 토대로 지난 50년 동안 미국을 비롯해 유럽, 아시아 국가의 보건당국과 관련 학계는 저지방 식단을 권장해왔다. 그런데 미국의 비만에 대해 연구하던 후대의 정직한 학자는 이상한 현상을 발견했다. 미국 질병관리본부 비만 통계 자료를 분석했더니 일정하게 유지되던 비만 인구가 1980년을 기점으로 계속 상승했다. 1980년은 역설적으로 미국에서 저지방 식단이 권장되기 시작한 해였다.

유럽에서도 저지방 식단에 반기를 드는 팩트가 유럽 최고 권위의 영국의학저널에 발표되었다.[9] 저지방 식단이 심장병 예방률을 전혀 낮추지 못할 뿐 아니라, 오히려 높인다는 결과였다. 무언가 잘못되었다고 직감한 미국 샌프란시스코 의대 연구팀은 1964년 미국 하버드 대학 앙셀 키스 교수의 연구 결과를 본격적으로 검증했다. 그리고 그 결과를 논문을 통해 공식적으로 발표했는데, 그야말로 충격적이었다.[10]

> "그동안 돼지기름을 포함한 동물성 기름이 건강에 좋지 않다고 알려진 것은 설탕 업체들의 로비 때문이다. 당시의 연구 자료를 있는 그대로 분석해보면 설탕이 심장병의 위험을 가장 높인다는 결과가 도출되어야 한다. 하지만 설탕협회가 미국의 주류 의학회에 로비하면서 설탕이 짊어져야 할 심장병 위험도를 동물성 기름이 다 떠안았다."

자본의 나쁜 생각이 세계 최고 권위 대학 교수(미국 하버드 대학)를 통해 세계 최고 권위 저널NEJM, New England Journal of Medicine에서 팩트로 세탁되어 전 세계인이 50년 동안 속아왔던 것이다. 우리나라에서도 지방의 역설은 확인되었다. 강남세브란스병원이 한국인 15,000명을 대상으로 연구했더니 저지방 식사를 하는 여성이 그렇지 않은 여성보다 대사증후군 위험이 2.2배나 높은 것으로 나타났다.

저지방이 오히려 해롭다는 새로운 팩트를 받아들일 때는 반드시 유념할 점이 있다. 바로 지방의 비율이다. 탄수화물, 단백질, 지방 가운데 지방의 비율이 전체의 20%를 넘지 않으면 저지방 식단이라고 한다. 저지방 식사를 하는 여성은 지방의 비율이 20~35% 되는 여성보다 오히려 비만도가 더 높았고, 당뇨병 위험도 더 컸다. 하지만 지방의 비율을 40% 이상 높인 고지방 식단은 그런 결과가 도출되지 않았다(지나치게 고지방 식이만 하면 혈액에 '케톤'이라는 물질이 많아져서 혈액이 산성화되어 쇼크에 빠질 수도 있다). 즉 지방의 역설은 정확하게 말하면 '저지방의 역설'이다. 건강을 위해 굳이 지방을 낮춰서 먹는 것이 적정하게 먹는 것보다 오히려 나쁘다는 말이지 지방을 과도하게 먹는 것이 몸에 좋다는 말은 아니다. 물론 효과적인 복부 세로토닌 억제제가 개발되어 고지방 식이를 맘껏 해도 괜찮은 시대가 오지 말라는 법은 없지만 말이다.

# 잠을 자야
# 살이 빠진다

본능과 이성의 갈등을 원활하게 조절하고, 도전 정신의 근본인 '깡'을 지지하면서도 제 자식을 돌보는 부모의 책임감을 유지해주며, 갈색 지방의 기초대사량을 조절해 비만을 예방하는 것은 몸속의 적절한 세로토닌에 달려 있다. 세로토닌을 얼마나 잘 조절하느냐에 사람의 인생이 달려 있다고 해도 과언이 아니다. 세로토닌을 조절하는 무엇이 있다면 그것은 인생 호르몬 혹은 인생 신경전달물질이라는 이름을 선사해도 마땅할 것이다.

인생 신경전달물질은 과연 있을까? 있다면 무엇일까? 이미 눈치챈 독자도 있을 것 같지만, 힌트를 제시하겠다. 앞서 세로토닌은 트립토판을 재료로 만들어진다고 했다. 몸속 100개의 트립토판 중 50개가 세로토닌을 만드는 데 쓰였다면 세로토닌의 형성 그 자체가 트립토판을 50%나 줄여주는, 즉 억제하는 효과를 갖는다고 할 수 있다. 세로토닌이 트립토판의 활동을 억제하는 기능이 따로 없더라도 말이다. 세로토닌으로 만들어지는 그 무엇이 있다면 존재 자체로 세로토닌 억제 기능을 갖는다. 반세기도 전인 1960년 율리우스 악셀로드 박사는 멜라토닌이 세로토닌으로 만들어진다는 것을 밝혀내 〈사이언스〉지에 발표했다.[11] 이는 멜라토닌이 만들어지는 것 자체가 세로토닌을 억제하는 일이며, 반대로 멜라토닌이 제대로 만들어지지 않으면 세로토닌을 과작용하는 것을 방치하는 일일 수 있다. 트립토판에서 세로토닌이 만들어지는 과정이 중단되지 않는 한 세로토닌 농도는 계속 높아질 테니 말이다.

게다가 지난 1999년 미국 테네시 대학 연구팀은 멜라토닌이 세로토닌의 기능을 억제한다는 사실을 밝혀냈다. 멜라토닌은 세로토닌을 소모하며 만들어지면서도 완성되고 난 후에는 남아 있는 세로토닌의 기능까지 억제하는 것이다. 그 결과 세로토닌이 주도했던 낮 동안의 각성 시대를 마감하고, 자신이 주도하는 수면 시간을 시작하는 것이다. 세로토닌을 조절해서 인생 호르몬으

로 불려야 할 것이 멜라토닌이라는 사실이 1960년, 적어도 1999년에 이미 밝혀졌다.[12]

이제 다음 두 연구 결과를 읽어보자. 첫 번째는 외국 연구이고, 두 번째는 우리나라 연구이다. 미국 펜실베이니아 대학 연구팀은 건강한 성인 47명을 모집했다. 그중 36명에게는 5일 동안 하루에 4시간 이내로 자게 했고, 이들과 비교하기 위해 대조군 11명에게는 5일 동안 하루에 10시간 정도 자게 했다. 이후 휴식 신진 대사율(Resting Metabolic Rate, 기초대사량과 비슷한 의미로 아무것도 하지 않았을 때 몸에서 소모하는 열량으로, 인체 열량 소비의 가장 큰 부분을 차지한다. 근육량이 늘어나면 휴식 신진 대사율이 높아져 운동을 하지 않더라도 에너지 소비가 많아진다. 굶으면 휴식 신진 대사율이 낮아져 몸에서는 굶은 만큼의 에너지 감소가 나타나지 않는다. 휴식 신진 대사율은 체중 감소의 중요한 변수이다)을 측정했다. 대조군 11명과 달리 잠을 적게 자도록 통제한 36명은 휴식 신진 대사율이 평균 2.6% 감소했다. 1년을 기준으로 계산하면 족히 4.5*kg* 이상의 체중을 좌우할 수 있는 차이였다.[13]

국내 울산대병원 연구팀이 전국 중·고등학생(중학교 400개교, 고등학교 400개교, 16개 시도별로 배분) 59,367명을 대상으로 수면 시간과 비만과의 관련성을 조사했다. 하루 평균 수면 시간을 기준으로 5그룹(5시간 미만, 5~6시간, 6~7시간, 7~8시간, 8시간 이상)으로 구분한 후 비만에 미치는 다른 변수들을 보정하고, 체질량지수BMI를 비교 분석했다. 수면 시간이 길수록 비만 비율이 감소했는데, 5시간 미만인 집단에서 비만 비율은 11.0%로 가장 높았다. 5~6시간 집단에서는 10.8%, 8시간 이상인 집단에서는 비만 비율이 8.4%로 가장 낮았다.[14]

밤잠을 충분히 자면 멜라토닌이 잘 만들어지고 복부 세로토닌이 억제되면서 갈색 지방의 기초대사량이 늘어나 따로 운동하지 않아도 에너지 소비가 증가하는 연결 고리를 떠올리면 너무 당연한 결과라고 할 수 있다. 1960년 세로토닌으로부터 멜라토닌이 만들어진다는 팩트를 발견했을 때 그리고 1999년 멜라토닌이 세로토닌의 기능을 억제한다는 사실을 알아냈을 때 그것이 수면 부족과 비만과의 연관성을 입증하는 결정적 근거가 되리라고는 예상하지 못했을 것이다. 잠을 자는 것은 누가 보더라도 깨어 있을 때보다 움직임이 적어서 에너지 소비가 적을 것처럼 보이니까 말이다.

이제는 '음식을 먹은 후 바로 자면 살이 더 찐다'라는 말도 할 수 없게 되었다. 이 말의 오류는 두 가지 측면으로 생각해볼 수 있다. 첫째, 사람의 살은 항상성이 있어서 하루 굶거나 하루 많이 먹은 것으로 변하지 않는다는 것. 러닝머신에서 1시간 뛰고 나서 체중이 0.5*kg*이 줄었다면 살이 아니라 물이 빠져나간 것이다. 둘째, 잠을 참으면 그만큼 기초대사량은 줄어든다는 것. 음식을 먹고 잠을 참는 것이 오히려 음식의 칼로리를 모두 지방으로 저장하는 비만 행동인 것이다. 다만 음식이 위에 있는 상태에서 누우면 음식이 식도를 통해 역류해 기도로 들어가 흡인성 폐렴을 일으킬 수 있으므로 과식한 상태에서 눕는 것은 위험하다는 것을 유념하자. 그러나 과식한 게 아니라면, 자율신경계를 방해하는 술이나 약물의 영향을 받은 상태가 아니라면 그런 위험성을 걱정할 필요는 없다. 먹고 나서라도 졸리면 자자. 그래야 살이 빠진다.

'밤에 먹으면 살이 찐다'라는 말은 잘 따져볼 필요가 있다. 야식 증후군(하루 열량의 25% 이상을 저녁에 섭취하는 섭식 장애의 한 종류)은 일반 인구에서는 1~1.5%에서 나타나는 데 반해, 비만 인구에서는 4~9%에 달한다는 캐나다 퀘백 대학 연구 결과를 보면 이 말이 맞는 듯하다. 하지만 18~22세 젊은이 110명을 대상으로 한 미국 하버드 대학 연구에서는 '단순한 저녁 식사 시간의 차이는 살을 더 찌게 하는 것과 무관'하다고 나타났다. 서로 반대 입장에 서 있는 것 같은 퀘백 대학과 하버드 대학 연구는 실은 정확하게 같은 입장에 서 있다.

먼저 퀘백 대학 연구를 살펴보면 야식증후군은 저녁에 많이 먹는 증상만으로는 진단되지 않는다. 불면, 우울감, 잠에 대한 왜곡된 인지 같은 동반 증상이 있어야 진단된다. 저녁에 많이 먹어도 잠을 잘 자고 우울증이 없으면 야식증후군이 아니다. 즉 야식증후군으로 뚱뚱해진 사람들은 모두 수면 장애를 갖고 있었던 것이다. 이어서 미국 하버드 대학 결과를 살펴보면 연구팀은 저녁 시간이 달라도 체중 변화에 영향을 미치지 않는 이유를 사람마다 생체시계가 다르기 때문이라고 설명했다. 예를 들어 저녁을 밤 8시에 먹는 사람의 생체시계를 측정해봤더니 오후 6시에 먹는 사람보다 2시간 늦게 돌아가고 있었다. 식사 시간은 스마트폰이 가리키는 시간이 아니라, 주로 생체시계에 따라 결정된다는 것. 생체시계가 지연된 사람은 늦은 저녁 식사에 살이 찌지 않았다. 그러나 제아무리 늦은 생체시계를 지닌 사람일지라도 생체시계의 밤에 식사를 하면 체중이 증가했다. 생체시계의 저녁과 밤은 멜라토닌 분비로 구분되는데, 멜라토닌이 분비된 이후 잠을 자야 할 시간에 먹으면 같은 양을 먹어도 살이 더 찐다는 것이다. 결국 미국 하버드 대학 연구도 잠자는 시간을 방해받으면 살이 찐다는 것이다.[15] 따라서 '밤에 먹으면 살이 찐다'라는 말은 맞을 수도 틀릴 수도 있지만, '잠을 자지 않으면 살이 찐다'라는 말은 항상 맞다.

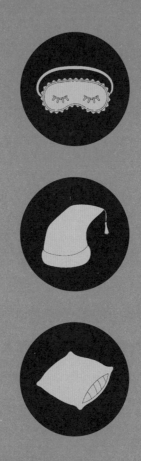

# 3장

# 멜라토닌 항암제

# 멜라토닌은
# 유방암 치료제다

( 

갑돌이가 갑순이에게 마음을 뺏긴 것은 첫 만남에서 바로였다. 직감이 좋은 갑돌이는 갑순이를 보자마자 자신과 어울리는 여성임을 단번에 알아차렸다. 갑순이가 입었던 청바지와 재킷은 몸의 움직임을 자유롭게 하면서도 맵시를 내는 상표로, 여행을 좋아하는 사람들이 선호했다. 갑순이가 들고 있던 알퐁스 도데의《꼬마철학자》는 갑돌이가 사춘기 시절에 자주 읽던 책이었다. 두 가지 단서를 통해 갑순이가 여행을 좋아하고, 내성적이면서 사색을 즐기지만 유쾌한 면이 있음을 알았다. 갑돌이가 그토록 찾던 여성이었다. 그래서 바로 고백했다. 그러나 갑돌이의 고백은 거절당

했다. 갑순이는 갑돌이가 여행을 좋아한다고 말해도 호감을 사기 위한 것은 아닌지 시간을 두고 확인해야 했다. 알퐁스 도데에 대해서도 진짜로 조예가 깊은지 검증해야 했다. 이 두 가지만 확인된다면 갑돌이 또한 갑순이가 찾던 남성이었다. 갑순이는 시간을 두고 서로에 대해 알아가는 과정이 필요했는데, 갑돌이의 고백은 너무 빨랐다. 너무 이른 것은 받아들여지기 어렵다. 고백뿐 아니라 과학적인 발견도 그런 것 같다. 수면, 멜라토닌과 암과의 관계를 취재하면서 나는 그 생각을 또 했다.

1978년 미국 국립보건연구원의 마이클 코헨Michael Cohen 박사는 세계 3대 의학저널 중 하나인 〈랜싯The lancet〉에 멜라토닌 부족이 유방암의 원인일 수 있다는 연구 결과를 발표했다. 코헨 박사는 유방암 환자에서 가장 흔하게 발견되는 현상이 송과선체의 석회화라는 사실에 주목했다. 송과선체는 멜라토닌을 분비하는 뇌 속 기관으로, 석회화되었다는 것은 기능을 할 수 없는 상태라는 것이다. 그렇다면 당연히 멜라토닌 분비는 지장을 받게 된다. 또한 조현병이나 조울증 등 정신과 환자에게 클로로프로마진chloropromazine을 처방하는 일이 많았는데, 이 약을 복용하는 환자는 유독 유방암이 적게 생겼다. 클로로프로마진은 정신 질환을 호전시키는 주작용 말고도 송과선체에서 멜라토닌 분비를 촉진시키는 부작용이 있다. 즉 멜라토닌이 부족한 상황에서는 유방암이 많이 생겼고, 반대로 멜라토닌이 풍부한 상황에서는 유방암이 적게 생겼다는 현상을 근거로 멜라토닌이 유방암을 예방하는 항암제라는 결론을 내린 것이다.

그러나 코헨 박사의 주장은 큰 반향을 일으키지 못했다. 멜라토닌이 부족하면 왜 유방암이 생기는지 구체적인 과정들을 설명해내지 못했기 때문이다. 1978년 당시의 분자생물학이나 생리학 그리고 유전학 수준으로는 다른 학계에 인정받을 정도로 설명하는 게 불가능한 일이었는지도 모른다. 너무 이른 것의 대가였을 것이다. 중간중간 멜라토닌 결핍이 유방암 위험 요소임을 드러내는 연구 결과가 나오지 않았던 것은 아니지만, 멜라토닌이 유방암의 항암제로서 인정받기 위해서는 30년의 세월이 더 필요했다.

연구 방법에는 다양한 기법들이 있으나, 실험 대상자를 관찰하는 기간에 따라 단면 연구와 코호트 연구로 나눌 수 있다. 단면 연구는 짧은 기간에 비교적 간단하게 결과를 도출할 수 있는 연구라서 많이 활용된다. 술이 폐암에 미치는 영향을 알아보는 단면 연구는 다음과 같이 진행될 수 있다. 특정 시점, 예를 들어 2014년 4월 16일 폐암 환자 100명의 기록을 모아놓고 어떤 음식을 좋아하는지, 술은 얼마나 마시는지, 담배를 피우는지 끊었는지, 가족 중에 암을 앓았던 사람이 있는지(가족력), 폐암을 일으키는 유전자가 있는지 조사한다. 술이 폐암에 미치는 영향을 계산하기 위해서는 폐암과 관련이 깊은 담배, 가족력, 나이, 유전자 등의 다른 변수를 통제해야만 한다. 그래서 실험 대상자 100명과 비슷한 연령 및 식습관을 갖고 있고, 같은 양의 담배를 피우고, 가족 중 암 환자 비율도 비슷하고, 오로지 마시는 술의 양만 다르면서도 폐암이 없는 100명을 별도로 모집한다. 이를 대조군이라고 하는데, 다른 조건은 다 같고 마시는 술의 양만 달라야 술이 폐암에 미치는 고유한 영향을 조사할 수 있다. 실험군과 대조군을 비교해 어떤 것의 고유한 영향을 알아보는 것을 단면 연구라고 한다.

그러나 단면 연구에서 나타난 현상을 원인과 결과의 관계라고 단정할 수는 없다. 예를 들어 단면 연구에서 과음이 폐암 위험성을 2배 높인다는 결과가 나왔다면 술을 많이 마시면 폐암에 2배 더 잘 걸릴 수 있다는 것으로 해석할 수 있지만, 이에 반하는 극단적인 예가 존재할 수 있기 때문이다. 2014년 4월 16일에 연구 대상자로 선정된 폐암 환자들은 그날로부터 평균 3년 전에 진단을 받았는데, 폐암 진단 후 자포자기 심정으로 술을 많이 마시는 일이 벌어졌을 수도 있다. 이럴 경우 폐암 진단이 과음을 유발한 것이지만, 단면 연구에서는 '과음=폐암 위험 2배'라는 결과로 나타날 뿐이다.

이런 단점을 보완하기 위해서 만들어진 게 코호트 연구이다. 2014년 4월 16일 실험 대상자 100명 그리고 이들과 마시는 술의 양만 다른 대조군 100명을 모집하는 것은 단면 연구와 같다. 그런데 이번에는 혈액 검사, 유전자 검사, 폐 검사를 해서 폐암이 없는 사람만 선별한다. 2014년 4월 16일 시점에서는 실험 대상자와 대조군에서 폐암을 진단받은 환자는 1명도 없다. 10년 뒤인 2024년 4월 16일, 실험 대상자와 대조군에서 폐암 환자가 새로 생겼는지 조사한다. 그러면 술과 폐암의 고유한 관계를 알 수 있을 뿐 아니라, 술이 폐암을 유발하는 위험 요소라는 인과관계까지 알아낼 수 있다. 이것을 전향적 코호트 연구라고 한다.

멜라토닌 부족이 유방암의 위험을 높인다는 사실이 전향적 코호트 연구로 확인된 것은 21세기 미국 하버드 대학 연구팀이 진행한 간호사 연구에서였다. 미국은 의료인인 간호사의 건강 기록에 대한 데이터베이스 구축을 일찌감치 해왔다. 간호사 대부분이 여성이라는 점은 유방암을 조사하기에 적합했고, 간호사가 야간 근무를 가장 많이 한다는 점은 멜라토닌의 변수를 측정하기에 적절했다. 예를 들어 한 달에 보름 야근한 간호사는 일주일 동안 야근한 간호사보다 멜라토닌이 제대로 활성화되지 않은 날이 2배 더 많다고 할 수 있다. 간호사 78,562명을 10년 동안 관찰한 후 상대 위험도를 분석했다. 한 달에 세 번 야근하는 생활을 30년 동안 한 간호사는 그렇지 않은 간호사보다 유방암 위험도가 36%가 높아지는 것으로 나타났다.[1]

'유방암 위험도 36% 증가'라는 의미 있는 결과를 얻어낸 연구팀은 후속 연구를 계속 진행하기로 했다. 암의 발병률을 계산하기 위해서는 충분한 시간 동안 관찰하는 것이 중요한데, 10년은 짧다고 판단한 모양이다. 담배가 폐암의 원인이라는 것을 알아보기 위한 연구를 하면서 담배를 피우기 시작한 사람들을 1년 동안만 관찰하고 결과를 분석하면 담배가 폐암 발병률을 높이지 않는다는 결과가 도출될 수 있다. 강력한 발암 물질이라도 실제로 암을 일으키기까지는 충분한 시간이 필요하기 때문이다. 관찰 기간이 길수록 실제 위험도에 가까운 수치를 얻을 수 있다. 연구팀은 후속 연구에서 대상 간호사를 115,022명으로 늘리고, 관찰 기간도 2년 더 늘렸다. 단지 2년 더 관찰했을 뿐인데, 한 달에 세 번의 야간 근무가 높이는 유방암 위험도는 무려 79%까지 상승했다.[2]

미국 하버드 대학은 두 번의 연구에서 모두 야근할 때 밝은 빛에 노출되면 멜라토닌 분비가 억제되고, 그것이 유방암 위험도를 높인다고 결론을 내렸다. 첫 번째 연구 결과는 2001년에 발표했고, 두 번째 연구 결과는 2006년에 발표했다. 두 번의 전향적 코호트 연구 결과는 멜라토닌 부족을 비로소 발암 물질의 반열에 올려놓는 결정적 계기가 되었다. 이듬해인 2007년 세계보건기구 WHO 산하 국제암연구소는 멜라토닌을 방해하는 야간 빛을 2A급 발암 물질로 지정했다. 1978년 미국 국립보건연구원 코헨 박사가 멜라토닌 부족이 유방암의 원인일 수 있다는 연구 결과를 발표한 지 30년 만의 일이었다. 이후 멜라토닌과 유방암의 관계는 더욱 공고히 다져졌다. 노르웨이를 비롯한 유럽 그리고 우리나라에서도 멜라토닌을 억제하는 것이 유방암 위험을 높이는 것으로 확인되었다.

멜라토닌의 유방암 항암 효과는 현재 유방암 치료제로 사용되는 약물과 비교해보면 더욱 놀랍다. 이를 설명하기 위해서 유방암의 원인을 먼저 살펴보겠다. 국립암연구소는 유방암 위험 인자를 여성, 고령, 에스트로겐(여성호르몬) 치료를 받은 경력, 유방암 유전자, 에스트로겐-프로게스테론 호르몬 치료를 받은 경력, 방사능 노출, 고밀도 유방 조직, 비만, 술, 위험한 작업 환경 이렇게 열 가지로 정리했다. 수백 가지가 넘는 유방암 위험 인자를 열 가지로 압축했는데도 에스트로겐은 두 번이나 기술된다. 치료 목적으로 사용되는 에스트로겐일지라도 유방암의 위험 인자인 것은 분명한 사실이다. 그러면 에스트로겐에 대해 본격적으로 살펴보자.

유방암은 에스트로겐에 반응하는 것과 반응하지 않는 것으로 나눌 수 있는데, 70%는 에스트로겐에 반응한다. 에스트로겐에 반응해 암세포가 커지는 것이다. 이를 역으로 이용해서 개발한 치료제가 바로 타목시펜Tamoxifen이다. 타목시펜은 현재 가장 널리 쓰이는 유방암 치료제로, 에스트로겐이 유방암 세포에 관여하지 못하도록 방해한다. 타목시펜은 유방암 환자의 생존율을 높이는 데 크게 기여했지만, 에스트로겐이 원래 하던 좋은 기능까지 억제하면서 유방함 환자들은 그에 따른 부작용을 겪어야 했다. 얼굴이 붉어지는 가벼운 증상에서부터 폐색전증이나 자궁내막암 같은 심각한 부작용까지 발생했다. 그럼에도 타목시펜은 실보다는 득이 많다는 것이 입증되어 여전히 유방암 치료제로 선택받고 있다.

타목시펜의 부작용을 줄이기 위해 개발한 약이 랄록시펜Raloxifen이다. 타목시펜이 에스트로겐 자체를 억제selective estrogen receptor modulators하는 것이라면 랄록시펜은 에스트로겐을 만드는 데 필요한 효소를 억제selective estrogen enzyme modulators하는 원리이다. 랄록시펜도 골다공증 같은 부작용을 동반했지만, 타목시펜보다는 심각한 부작용이 덜 나타났다. 그래서 타목시펜을 제1세대 유방암 항암제, 랄록시펜을 제2세대 유방암 항암제로 분류한다.

환자들은 효과는 더 뛰어나고 부작용은 덜한 제3세대 항암제를 갈망하고 있다. 그런데 제3세대 유방암 항암제로 각광받아 마땅한 치료약은 이미 비주류 학계에서 논의되고 있었다. 멜라토닌이 에스트로겐 작용을 억제하는 것은 타목시펜이 개발되기 오래전에 이미 밝혀졌기 때문이다. 그럼에도 멜라토닌을 유방암 항암제로서 들여다본 것은 소수의 학자들뿐이었지만.

2005년 스페인 칸타브리아 의대 연구팀은 멜라토닌이 에스트로겐을 만드는 데 필요한 효소를 억제하는 기능이 있음을 발견했다. 멜라토닌이 제1세대 유방암 항암제 효과는 물론, 제2세대 유방암 항암제 기능까지 탑재한 그 무엇이라는 것이 확인된 순간이었다.[3] 더 흥미로운 점은 멜라토닌은 골흡수를 촉진하는 세포를 억제해서 골다공증을 예방하는 효과까지 갖추고 있다는 점이다.[4] 현대 의학이 현대 과학의 정수를 활용해 만든 유방암 항암제의 효과는 갖고 있으면서 그와 동반한 부작용은 갖고 있지 않다. 그러니 멜라토닌을 만드는 야간 수면을 제3세대 유방암 항암제로 불러야 하는 것 아닐까?(멜라토닌 보충제를 잠이 만들어낸 멜라토닌과 같다고 말하는 것은 성급하다. 4장 '멜라토닌 보충제를 먹어야 할까?'에서 설명하겠다.)

# 멜라토닌은
# 남성의 전립선암도 막는다

(

2017년 4월, 미국 워싱턴 컨벤션센터 정문을 향해 짙은 양복에 두꺼운 서류 가방을 든 한 신사가 하얀 머리를 휘날리며 뛰어 들어가고 있었다. 7년 전 미국 버락 오바마 대통령이 세계 각국의 정상을 초대해 핵안보 회의를 개최했던 바로 그곳이다. 그때처럼 경비가 삼엄하지는 않으나, 신사는 서류 가방을 떨어뜨리지 않기 위해 양손에 힘을 가득 쥐었다. 40만 명이 넘는 사람들의 빅데이터가 들어 있었기 때문이다.

10년 전 아이슬란드 대학 시거다르도티 Lara G. Sigurdardottir 교수가 '수면 부족이 전립선암을 유발한다'고 처음 주장했을 때는 그저

논문을 쓰기 위한 연구에 불과하다고 생각했다. 수면 장애가 있는 67~69세 남성 2,102명을 2002년부터 2006년까지 고작 5년 동안 관찰한 것뿐이니까 말이다. 전체 실험 대상자 중 14.4%가 심한 수면 장애를 겪고 있었는데도 연구 기간 중 전립선암을 진단받은 사람은 고작 6.4%인 135명뿐이었다. 게다가 연구 기간은 5년, 암의 위험 인자를 분석하기에는 기간이 너무 짧았다. 수면 장애가 있는 남성의 전립선암 위험도가 2.1배 더 높은 것으로 분석되었다고 할지라도 멜라토닌 부족과 전립선암의 상관관계를 논하는 것은 어불성설이라고 여겼다. 시거다르도티 교수가 '수면 장애와 전립선암 위험성에 관한 최초의 연구'라는 주장은 그야말로 주장일 뿐이었다.[5]

수면 장애와 관련이 깊은 유방암은 에스트로겐의 영향을 많이 받는데, 에스트로겐은 멜라토닌에 의해 조절된다. 하지만 전립선은 에스트로겐이 적은 남성에게만 있는 신체 기관이고, 에스트로겐의 영향을 받지도 않는다. 전립선암은 고령, 인종, 사는 지역 그리고 유전자와 강한 상관관계가 있으며 비만, 음식, 담배 등 다른 암에는 강력한 상관관계를 보이는 위험 인자에 약한 연관 관계가 있다는 근거가 있을 뿐이다. 그런데 수면 장애가 전립선암의 위험도를 높인다니 얼마나 뜬금없는 소리인가?

미국 암학회 역학부 부회장인 갭스터Susan M. Gapstur 박사는 동료 암학자들이 모여 있는 2층 회의실로 들어갔다. 자료 검토라면 수십 번도 넘게 했을 것이다. 1950년부터 1972년 사이, 즉 22년 동안 축적된 남성 407,649명의 데이터만 해도 너무 방대했기 때문이다. 고된 작업이었지만 이를 토대로 분석한 결론이라면 어디에 내놓아도 함부로 반대 의견을 던지긴 어려울 것이다. 여기에 1982년부터 2012년 사이, 즉 30년 동안 쌓아둔 남성 416,040명의 데이터도 추가로 분석했다. 대상자들이 전립선암이 없는 상태부터 자료를 모으기 시작했으니 전향적 코호트 연구였고, 단면 연구와 달리 인과관계를 도출할 수 있었다.

첫 번째 자료에서는 전립선암으로 1,546명이 사망했고, 두 번째 자료에서는 8,704명이 사망했다. 그들의 수면 습관도 충분히 기록되어 있었다. 반복된 검토에서 결과는 늘 한결같았다. 3~5시간 정도 자는 수면 습관이 8년 동안 지속된다면 하루 7시간씩 잔 남성에 비해 전립선암으로 사망할 위험이 55%나 더 높은 것으로 나타났다. 하루 1시간 덜 자는 것도 적지 않은 차이를 나타냈는데, 8년 동안 하루 6시간 동안 잔 남성은 7시간 동안 잔 남성보다 전립선암으로 사망할 위험이 29% 더 높았다. 다만 고민스럽게도 수면 부족과 전립선암의 상관관계는 65세 미만의 남성에서는 나타난 것과 달리 65세 이상의 남성에서는 나타나지 않았다.

갭스터 박사는 분석한 결과를 있는 그대로 동료들에게 전달했다. 동료들의 고민도 똑같았다. 우선 65세 이상에서는 수면 시간과 전립선암의 상관관계가 나타나지 않은 이유를 설명할 수 없었다. 추적 기간을 더 늘린다면 65세 이상에서도 나타날 가능성이 있기는 했다. 같은 전립선암이라도 65세 이상에서 발병한 것은 65세 미만에서 발병한 것보다 더 느리게 진행하기 때문이다. 그렇다면 8년의 비교적 짧은 관찰 기간 동안에는 수면 부족이라는 위험 인자가 활동적인 암에서만 나타난 것으로 해석할 수 있고, 관찰 기간을 16년으로 2배 이상 늘린다면 65세 이상에서도 상관관계가 나타날 것으로 기대할 수 있다. 후속 연구를 통해 이 고민은 해결할 수 있다.

가장 큰 문제는 '수면 부족이 왜 전립선암의 위험도를 높이느냐?'이다. 메커니즘에 대한 설명은 학자들의 자존심이 걸린 문제이기도 했다. 메커니즘을 설명하지 못한다면 그들이 전립선암에 대해 아직 모르는 부분이 많다는 것을 인정하는 것이기 때문이다. 그렇다고 52년 동안 81만 명의 데이터에서 선명하게 드러난 팩트를 무시하는 것은 학자로서의 양심을 저버리는 일이었다. 일부 학자들은 돈에 자신의 양심을 팔아먹기도 하지만, 학자들 대부분은 자신이 발견한 팩트를 목숨처럼 중히 여긴다. 2017년 워싱턴 컨벤션센터에 열린 세계 암학회에서 갭스터 박사는 다음과 같이 발표했다.

"수면 부족이 전립선암을 높이는 것으로 확인되었다. 왜 그런지 그 이유에 대해서는 명확하게 알아내지 못했다. 아마도 수면 부족과 야간 빛은 수면 순환에 영향을 미치는 호르몬인 멜라토닌 생성을 억제하기 때문인 것으로 추정된다. 멜라토닌이 부족하면 유전자에서 돌연변이가 잘 생기고, 세포가 산화 손상을 받아도 회복이 잘 안 되며, 손상된 DNA를 복구하는 기능이 떨어진다. 암세포와 싸우는 면역 기능이 떨어지는 다른 연구 결과를 종합해봤을 때 짧은 수면 시간은 종양 억제와 관련된 수많은 유전자에 영향을 주는 것 같고, 전립선암에도 악영향을 끼치는 것 같다. 왜 그런지 그 기전을 알아내기 위해서는 더 많은 연구가 필요하다. 이것이 밝혀진다면 암 예방을 위한 수면의 중요성이 강조될 수 있을 것이다."

이 발표는 사실상 암 예방을 위한 수면의 중요성을 강조한 연설로 평가받고 있다.[6]

# 잠은 보약을 뛰어넘는
## 만병통치약이다

멜라토닌의 양은 수면 시간에 비례한다. 즉 잠이(엄밀하게 말해서는 밤잠이지만) 멜라토닌이며, 잠이 항암제이다. 하지만 잠의 효과는 암에 국한되지 않는다. 수면 부족이 야기하는 수많은 질병에 대한 결과를 접하면 '잠이 보약'이라는 어른들의 말씀에 고개를 끄덕이게 된다. 잠은 보약을 뛰어넘는 '만병통치약'이라는 확신이 들기 때문이다.

수면 부족과 고혈압의 상관관계를 입증한 국내 연구 결과를 살펴보자. 연세대학교 원주세브란스 연구팀은 40~70세의 건강한 한국인 1,715명을 모집한 후 하루 평균 수면 시간이 6시간 미만이면 A그룹, 6~8시간이면 B그룹으로 분류했다. A, B그룹 모두 모집 당시 고혈압이 없는 상태였다. 3년 후 이들의 고혈압 상태를 다시 조사해봤다. 조사 대상자 중 164명에서 고혈압이 새롭게 발생했는데 수면이 부족한 A그룹에서 가장 높은 비율로 발생했고, B그룹과 비교해 상대 위험도를 계산했더니 71%나 더 높은 것으로 나타났다.[7] 이 연구는 고혈압이 생기면 수면 부족이 초래된다는 이론과 역으로 수면이 부족하면 고혈압이 초래된다는 이론 사이에서 후자를 지지한다. 고혈압으로 심장병 같은 합병증이 생겨서 고통스럽다 보니 수면이 방해되는 일도 있지만, 선후 관계를 확실하게 따져보자면 수면 부족이 먼저라는 것이다. '수면 부족 → 고혈압 → 수면 방해 → 고혈압 악화'라는 것이다. 고혈압의 합병증이 심장병이므로 수면 부족은 결국 심장병 사망의 위험을 높일 것으로 예상할 수 있다. 이 예상은 서울대병원 연구 결과에서 사실로 확인되었다. 연구팀은 1994~2008년 수면의학센터에서 수면다원검사를 받은 총 4,225명의 환자를 대상으로 심혈관 질환 위험도를 분석했다. 불면증 환자는 수면 장애가 없는 사람보다 심혈관 질환으로 사망할 위험도가 8.1배나 높은 것으로 나타났다.

캐나다 토론토 의대 신경과 연구팀은 죽기 전에 적어도 한 번

수면의 질을 정확하게 평가받은 315명의 뇌를 부검했다. 그중 29%가 뇌졸중을 앓았으며, 61%가 뇌혈관에 중등도의 손상이 있었던 것으로 나타났다. 그런데 반복적으로 깨어나거나 각성이 있는 등 수면 분열이 가장 심했던 사람들은 뇌동맥경화 위험도가 그렇지 않은 사람들보다 27%나 더 높은 것으로 나타났다.

미국 브라운 대학 연구팀은 37~52세 남녀 600여 명을 대상으로 수면 시간을 조사한 후 경동맥 벽의 두께IMT: intima-media thickness 를 측정했다. 그 결과 수면 시간이 짧은 남성일수록 뇌에 혈액을 공급하는 경동맥 벽의 두께가 두꺼워질 위험이 큰 것으로 나타났다. 경동맥 벽이 두꺼워지면 경동맥이 딱딱해져 작은 변화에도 쉽게 막히거나 터질 위험성이 커진다. 미국 심장협회 조사에 따르면 경동맥 벽 두께가 1mm 이상이면 급성 심근경색 위험이 2배, 뇌졸중 위험이 최대 5.5배 증가하는 것으로 나타났다. 국내 분당서울대병원 연구진이 국내 65세 이상 성인 348명을 대상으로 5년간 조사한 결과에서도 경동맥 혈관벽 두께가 0.1mm 두꺼워질수록 5년 후 치매 발병 위험이 25% 증가하는 것으로 나타났다. 다시 브라운 대학 연구로 돌아가 보면 남성은 수면 시간이 1시간 줄어들수록 경동맥 벽이 0.021mm씩 두꺼워졌다. 다만 여성에서는 남성에 비해 경동맥 벽이 두꺼워지는 폭이 미미했다.

수면 부족이 단 이틀만 지속되어도 뇌졸중 위험도를 높일 수 있다는 연구 결과도 발표되었다. 미국 버밍엄 앨라배마 대학 연구팀은 서머 타임이 적용된 후 뇌졸중 환자가 늘어나는 현상을 관찰하고, 그것이 통계적으로도 유의미한지 평가하기 위해 뇌졸중 환자 14,000명을 대상으로 본격적인 조사에 착수했다. 평소보다 2시간 일찍 일어나는 것이 이틀만 경과해도 뇌졸중 위험도가 무려 8%나 높아지는 것으로 나타났다. 특히 이런 위험은 노인이나 암 환자처럼 면역력이 떨어져 있는 사람에게 더 극명하게 나타났다. 65세 이상 노인은 20%, 암 환자는 25%나 뇌졸중 위험이 증가되었다. 수면 부족, 즉 멜라토닌 부족은 고혈압 위험을 높이고, 심장병 사망을 증가시키며, 뇌혈관을 나쁘게 만들어 뇌졸중 위험을 높인다.

먹고살 만하게 되면서 폭발적으로 증가한 대표적인 현대 성인병에 당뇨병이 있다. 그동안 많이 먹고 운동을 덜하는 생활 습관이 원인으로 지목되었으나, 수면 부족이 지금까지 알려진 원인만큼이나 주요한 위험 요인이라는 사실이 밝혀지고 있다. 미국 시카고 대학 의대 연구팀은 18~23세의 건강한 남성 19명을 모집한 후 첫 나흘 밤은 하루 평균 7~8시간씩 충분한 수면을 취하게 하고, 그다음 나흘 밤은 하루 평균 3~4시간만 자도록 했다. 잠을 못 자도록 한 셋째 날 밤에는 15분에서 30분 간격으로 혈액을 채취해 혈당과 유리지방산, 인슐린의 기능을 측정하고, 당뇨병 검사에 활용되는 혈당 부하검사를 추가로 실시했다. 그 결과 수면이 부족했던 셋째 날 새벽 4~6시 사이에 혈중 유리지방산 수치가 수면이 충분했던 날보다 15~30% 더 높은 것으로 나타났다. 혈중 유리지방산은 당뇨병이 진행될 때 먼저 증가하는 지표 물질이다. 또한 인슐린의 혈당 조절 기능도 약 23%나 떨어지는 것으로 나타났다. 연구팀은 수면 부족이 당뇨병의 초기 증세를 유발할 수 있는 것으로 분석했다.

가톨릭대 성빈센트병원 연구에서는 수면 부족이 당뇨병 합병증을 악화시키는 것으로 나타났다. 연구팀은 2008~2012년 국민건강영양조사 자료를 바탕으로 40세 이상 당뇨병 환자 1,670명의 수면 시간을 조사한 후 당뇨병의 대표적인 합병증인 당뇨망막증의 정도를 분석했다. 그 결과 하루 평균 5시간 이하로 자는 남성 당뇨병 환자는 6~8시간 자는 환자보다 당뇨망막증에 걸릴 위험도가 1.8배 이상 높았다. 게다가 '실명 위험이 있는 당뇨망막증'의 위험도도 하루 평균 5시간 이하로 자는 당뇨병 환자는 6~8시간 자는 환자보다 1.5배 높은 것으로 나타났다. 수면은 당뇨병 자체를 예방해줄 뿐 아니라, 당뇨병에 걸렸더라도 치명적인 합병증을 막아주는 것이다.

고혈압과 당뇨병은 그 자체로도 콩팥을 망가뜨리거나 실명을 시키는 등의 심각한 합병증을 유발하면서도 심장병, 뇌졸중, 치매 그리고 암을 유발하거나 악화시키는 악역을 담당한다. 고혈압과 당뇨병은 그야말로 만병의 근원이라고 할 수 있는데, 그 기저에는 수면 부족이 자리하고 있었다.

### 똑같이 예방 주사를 맞아도 사람마다 효과가 다른 이유

감기는 비말로 전염되는 감염병이다. 감기 바이러스에 감염된 환자가 재채기나 기침을 할 때 작은 침방울에 들어 있는 바이러스 덩어리가 주변 사람의 입, 코, 눈 점막으로 들어가게 되면 그 사람은 감기에 옮는다. 하지만 똑같이 감기 환자의 침방울에 노출되었더라도 어떤 사람은 감기에 걸리고, 어떤 사람은 감기에 걸리지 않는다. 같은 위험성에 노출되어도 결과는 다른 경우를 우리는 제법 경험했다. 이런 경험은 예방 주사에서도 나타난다. 같은 병원에서 같은 회사의 예방 주사 제품을 맞았더라도 어떤 사람은 항체가 생기고, 어떤 사람은 생기지 않는다. 이를 두고 면역력의 차이라고 얘기해왔다. 감기든 예방 주사든 모두 면역력의 영역이니까. 그러나 면역력의 개인 차이가 왜 생겨나는지는 설명하지 못했다.

면역력의 개인 차이를 설명하는 연구는 미국에서 먼저 시작되었다. 미국 샌프란시스코 캘리포니아 대학 연구에서 하루 수면 시간이 6시간 이하인 사람은 7시간 이상인 사람 비해 백신의 효과가 나타나지 않을 위험성이 높은 것으로 나타났다. 연구팀은 40~60세의 남녀 125명을 대상으로 6개월 동안 세 차례에 걸쳐 B형 간염 백신을 접종하면서 항체 형성 정도를 측정하고, 수면 시간과 비교 분석했다. 하루 수면 시간이 평균 6시간 이하인 그룹은 예방 주사를 맞고도 11.5%에서 항체가 제대로 형성되지 않았는데, 7시간 이상 자는 그룹과 비교하면 12배나 많은 것이었다. 연구팀은 수면 부족이 면역력을 약화시켜 예방 주사 효과를 떨어뜨리는 것으로 분석했다.[8]

수면 시간과 백신 효과에 대한 연구를 진행했던 미국 샌프란시스코 캘리포니아 대학 연구팀은 3년 후 수면 시간과 감기와의 연구 결과를 발표했다. 연구팀은 성인 164명을 대상으로 2개월 동안 건강 상태를 조사하고, 면접과 설문을 통해 흡연, 음주 등 감기에 영향을 주는 생활 습관을 파악했다. 특히 일주일 동안 밤마다 센서를 부착해 평균 수면 시간을 직접 측정했다. 그다음 이들을 호텔에 격리해놓고 눈과 코의 점막으로 감기 바이러스를 주입한 후 일주일 동안 매일 점액 샘플을 채취해 감기 바이러스 감염 여부를 조사했다. 그 결과 면역력과 수면 시간은 밀접한 관련이 있는 것으로 나타났다. 하루 수면 시간이 6시간 이하인 사람은 7시간 이상인 사람보다 감기 바이러스에 감염될 가능성이 4.2배 높았다. 간염 예방 주사의 효과뿐 아니라 실제 감기 바이러스에 감염될 확률도 그 사람이 얼마나 잠을 잘 자느냐에 따라 달라지는 것이다. 이렇게 수면 시간에 따라 예방 주사의 효과와 감기에 걸릴 확률이 달라지는 것은 실제로 그 사람의 면역력, 즉 항체량과 관련 있음이 이어서 밝혀지게 된다.

미국 노스텍사스 의대 연구팀은 건강한 대학생 133명을 모집한 후 수면 상태를 면밀히 조사해 불면증이 없는 68명과 불면증이 있는 65명으로 분류했다. 133명 모두 1년 전부터 독감 예방 주사를 맞지 않았고, 실험 당시 독감에 걸리지 않은 상태였다. 이런 사실을 사전에 확인해 133명에게 독감 예방 주사를 놓았다. 그리고 독감 백신이 얼마나 효과적으로 작용했는지를 측정하기 위해 한 달 후 혈액 속 독감 바이러스에 대한 항체량을 측정했다. 독감 예방 주사는 200종류가 넘는 독감 바이러스 중 유행할 것으로 예상되는 3종류를 세계보건기구가 결정하고, 그에 따라 각국의 백

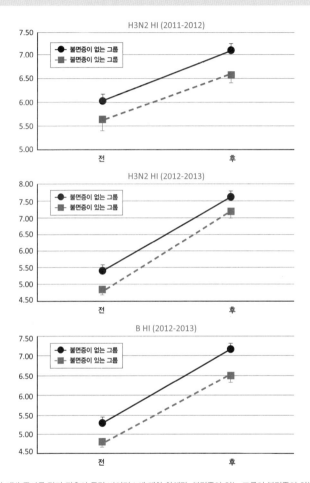

독감 예방 주사를 맞기 전후의 독감 바이러스에 대한 항체량. 불면증이 없는 그룹이 불면증이 있는 그룹보다 독감 백신 속에 들어 있는 3종류의 독감 바이러스(H3N2 2011 – 2012 형, H3N2 2012 – 2013 형, B 2012 – 2013 형)에 대해 항체량이 높다.

신 제약사들은 독감 예방 주사를 만든다. 연구팀은 바로 이 3종류의 항체량을 측정했다. 3종류 모두에서 불면증이 없는 그룹의 항체량이 높게 나타났고, 그 차이는 최대 2.6배나 되었다.[10] 똑같이 예방 주사를 맞고, 똑같이 감기 환자와 놀았는데 왜 철수는 걸리고, 영희는 안 걸릴까? 이와 관련된 철수와 영희의 수많은 차이점 중에 적어도 하나는 잠이라고 밝혀진 것이다.

# 잠을 적게 자는 어린이와
## 성조숙증

( 

중학교 1학년 때 같은 반이었던 철수(가명)는 우리 반에서 키가 가장 컸다. 키뿐만 아니라 생김새도 제법 어른 같아서 모르는 사람이 나와 같이 다니는 모습을 보면 형제나 삼촌 조카 관계로 알 정도였다. 하지만 떡볶이를 좋아하는 것, 여선생님에 대한 호기심 그리고 전반적인 사고 수준은 머리 하나만큼 작은 나와 비슷했다. 그러니 친구 사이가 될 수 있었을 것이다. 한없이 커 보이던 그 친구가 중학교 2학년 때는 조금 덜 커 보였다. 나는 그때까지만 해도 내 성장 속도가 그 친구보다 약간 더 빠른 것뿐이라고 여겼다. 그 친구도 계속 크고 있는 줄 알았다. 그 친구에게서 초등학교 5학년 이후로 키가 거의 자라지 않았다는 말을 들었던 것은 내 키가 그 친구의 키를 추월했던 중학교 3학년 때였다. 어른들이 말씀하셨던 '일찍 크면 덜 큰다'는 일이 내 친구에게도 벌어진 것인데, 당시에는 개인차라고만 생각했지 친구에게 어떤 질병이 있었으리라고는 생각하지 못했다. 그것이 성조숙증의 한 증세임을 안 것은 의과대학 소아청소년과 수업 시간이었다. 그 수업을 들으며 그 친구나 친구 부모님이 성조숙증에 대한 정보를 알았더라면 키가 더 클 수 있었을 텐데 하는 생각이 들었다.

그 이후로 성조숙증에 대한 생각은 한동안 하지 않았던 것 같다. 그러던 2012년 어느 날, 소아청소년과학회 임원분으로부터 다급하게 전화가 걸려왔다. 학회에서 통계를 내봤더니 우리나라 어린이 청소년에게서 성조숙증이 급증하고 있어 주의가 필요하다는 것이었다. 당시 소아청소년과학회에서 받은 자료보다 업데이트된 최근 통계를 인용하겠다. 우리나라에서 성조숙증으로 진단받은 환자는 2012년 55,187명에서 2016년 86,610명으로 5년 새 56.9%나 늘어났다. 연령대별로 살펴보면 5~9세가 206,715명으로 가장 많았고, 10~14세 144,461명, 4세 이하 3,210명, 15~19세가 1,843명으로 나타났다. 환자 수는 5~9세가 가장 많았지만, 증가 속도는 10~14세에서 가장 가팔랐다. 2012년

20,098명에서 2016년 35,318명으로 5년 새 75.7%나 늘어난 것이다. 취재를 하며 그 이유에 대해 물었을 때 교수님은 당황함을 감추지 못했다. 당시 성조숙증의 원인으로 알려진 것들로는 이런 급증세를 설명하기 어렵기 때문이었다. 어떤 학자는 어린이 비만 환자가 늘면서 그 영향으로 성조숙증 어린이도 늘어나고 있다고 했지만, 고개를 갸우뚱하는 사람이 많았다.

"소아 비만과 관련이 있다고 하니까 비만한 아이들이 늘면서 덩달아 늘어난 측면이 있을 거야. 그런데 그것만으로는 나는 이해가 안돼. 다른 이유가 분명히 있을 것 같아."

성조숙증의 급증은 비만만으로는 설명이 안 된다는 것을 누군가 계산해주었으면 좋으련만 없어서 직접 해보고자 한다. 2012년 어린이 청소년(6~21세)의 인구수는 9,595,000명이고, 이때 조사된 비만율은 14.7%이다. 그러면 2012년 비만 어린이 청소년의 수는 대략 1,410,465명이 된다. 2016년 어린이 청소년의 인구수는 8,609,000명이고, 이때 조사된 비만율은 16.9%이다. 그러면 2016년 비만 어린이 청소년의 수는 대략 1,454,921명이 된다. 그렇다면 2016년 어린이 청소년 비만 환자는 2012년보다 3.1% 증가했다는 계산이 나온다. 같은 기간 성조숙증을 진단받은 아이는 56.9%나 늘어났다. 비만 증가율과 비교도 안 될 정도로 가파르게 성조숙증 아이가 늘어가고 있는 것이다.

여기서 미국 식약처FDA가 제기한 멜라토닌 보충제의 우려 사항을 살펴볼 필요가 있다. 미국 식약처는 멜라토닌을 어린이 청소년이 오랫동안 복용할 경우 성기능 발달이 지연될 가능성이 있다고 경고했다. 멜라토닌의 본래 역할 중에는 성호르몬을 억제하는 기능이 있는데, 멜라토닌이 과도하게 성호르몬을 억제하면 성 발달이 지연될 수 있다는 것이다. 멜라토닌 보충제를 복용한 어린이 청소년에서 성 발달 지연 사례가 보고되지는 않았다. 하지만 메커니즘을 고려하면 충분히 가능한 부작용이기에 공문화한 것이다. 그렇다면 반대로 수면 부족으로 멜라토닌이 결핍된 어린이 청소년은 성호르몬이 활발해지면서 성조숙증 위험성이 높아지는 것은 아닐까? 이런 궁금증을 품었던 연구팀이 있었다. 브라질 상파울루 대학 연구팀이었다.

연구팀은 여자 어린이를 대상으로 성조숙증이 아님이 확인된 5~8세 어린이 33명, 성조숙증을 진단받은 5~8세 어린이 33명 그리고 성조숙증이 아님이 확인된 8~13세 어린이 33명을 모집했다. 그리고 이들의 24시간 소변을 채취해 멜라토닌 양을 계산했다. 성조숙증이 아님이 확인된 5~8세 어린이의 소변 멜라토닌 농도는 75.23ng/$ml$, 성조숙증이 아님이 확인된 8~13세 어린이의 소변 멜라토닌 농도는 45.66ng/$ml$였다. 멜라토닌은 어릴 때 분비량이 많고, 연령이 높아질수록 분비량이 줄어든다는 기존의 연구 결과와 일치했다. 그렇다면 성조숙증을 진단받은 5~8세 어린이의 소변 멜라토닌 농도는 얼마나 되었을까? 결과는 37.04ng/$ml$였다. 같은 또래보다 절반도 채 안 되는 수치였고, 자신들보다 네다섯 살 많은 언니들보다도 적었다.[11] 그야말로 충격적인 결과였다. 급증하고 있는 어린이 성조숙증의 원인을 비만이라고 말하던 학계의 전반적인 견해에 무언가 부족함을 느꼈던 국내 전문가의 감각과 맞닿은 부분이기도 했다.

물론 브라질 어린이에게서 발견된 현상이 우리나라 어린이에게 그대로 적용되리라고 추정하는 것은 섣부를지 모른다. 하지만 우리나라 육아 정책연구소 보고서에 기록된 어린이 수면 습관에 관한 팩트는 눈여겨볼 필요가 있다. 한국, 미국, 일본, 핀란드, 대만 등 5개국 2~5세 아동의 취침 시간을 조사했더니 핀란드 어린이의 취침 시각이 오후 8시 41분으로 가장 빨랐다. 일본과 미국 어린이는 오후 8시 56분에 잠자리에 들었으며, 대만 어린이는 오후 9시 40분에 잠들었다. 우리나라 어린이의 취침 시각은 오후 9시 52분으로 가장 늦었다. 핀란드, 미국, 일본 어린이와 비교해 우리나라 어린이는 1시간 정도 더 야간 빛에 노출되어 그만큼 멜라토닌 분비가 방해받고 있었다. 우리나라 어린이가 아침에 늦게 일어나 잠자는 시간은 별반 차이가 없으니 문제 될 게 없다는 생각이 들 수도 있다. 하지만 어두울 때 늘어나고 밝을 때 줄어드는 멜라토닌 분비의 특성상 아침에 더 자는 것으로는 멜라토닌 부족을 막을 수 없다. 이런 실태라면 우리나라에서 급증하는 성조숙증과 어린이 수면 습관의 관련성에 대한 연구가 시급하다. 그래야 급증하는 국내 성조숙증을 줄이기 위한 획기적인 처방을 할 수 있을 테니까 말이다.

성조숙증에 대해 간단히 살펴보면 사춘기의 특징이 여자 어린이는 보통 10세 때 유방의 발달로, 남자 어린이는 12세 때 고환의 발달로 나타나는데 만 8세 이전의 여자 어린이, 만 9세 이전의 남자 어린이에게서 사춘기 특징이 나타나는 것을 말한다. 정확한 진단을 위해 신체 성장과 성성숙의 진행 정도를 평가한 후 엑스레이로 양손을 찍어서 골연령을 측정하고, 혈액 내 성호르몬 검사를 해야 한다. 여자 어린이가 남자 어린이보다 5~10배 정도 많은데, 여자 어린이는 대부분 다른 동반 질환을 찾을 수 없다. 반면 남자 어린이의 절반 정도는 뇌종양, 선천성 뇌기형, 수두증, 뇌염 및 뇌농양, 갑상선 저하증, 난소 및 고환의 질환 등 성호르몬을 많이 분비하는 선행 질환이 함께 발견된다. 그래서 남자 어린이는 추가로 뇌 MRI, 복부, 골반, 고환 초음파 검사가 필요할 수 있다. 선행 질환이 발견된 경우 반드시 치료해야 하지만, 선행 질환이 없더라도 치료가 필요하다. 성조숙증을 치료하지 않으면 어릴 때 키가 빨리 자라는 데 반해 일찍 성장을 멈춰 성인이 되었을 때 키가 작고, 나이보다 이른 성적 발달로 친구 관계에 문제가 생길 수 있기 때문이다.

성조숙증의 치료 방법은 성호르몬 억제제가 유일하다. 한 달 (혹은 석 달) 간격으로 주사를 맞는 것인데, 건강보험이 적용된다. 치료 기간은 개인에 따라 다르고, 보통 2~5년 정도이다. 잠을 잘 자고 뚱뚱하지 않게 노력하는 등의 건강한 생활 습관은 성조숙증 치료에 큰 도움을 줄 수 있다. 그러나 성호르몬 억제제 말고 다른 약물은 그것이 의사가 처방하는 알약이든 한의사가 처방하는 한약이든 성조숙증 치료에 도움을 준다는 근거가 없다. 불행하게도 우리나라에서는 아이들의 키를 크게 해준다며 근거 없는 치료법들이 난무하고 있어서 하는 말이다.

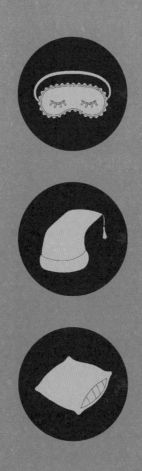

# 4장

멜라토닌할지어다

# 멜라토닌 행동,
# 아무리 많이 해도 지나치지 않는다

)

 

부족해도 과해도 불행을 초래하는 행복 호르몬 세로토닌을 조절하면서 유방암, 전립선암, 대장암을 예방해주고 고혈압, 심장병, 뇌졸중 등의 심혈관계 질환의 위험도를 낮춰주며, 비만과 당뇨병의 개선은 물론 감기 같은 감염성 질환에 대비할 면역력 및 독감이나 간염 백신의 효과까지 높여주는 멜라토닌에 대해 살펴봤다. 이쯤 되면 '멜라토닌할지어다'라고 선언해도 될 듯하지만, 그래도 점검해볼 것이 있다. 정신건강의학과 전문의 이시형 박사의《세로토닌하라!》저서가 다른 저자에게 비판받은 이유에 대해서 말이다.

'세로토닌하라!'는 말이 성립되려면 세로토닌이 과도해도 부작용이 나타나지 않거나 일상적으로, 즉 세로토닌 약을 별도로 복용하지 않는 상태에서는 세로토닌이 몸속에서 과도해지는 것이 매우 어려워야 한다. 그러나 세로토닌이 과도해지면 '세로토닌 신드롬'이라는 극단적인 부작용이 생길 뿐 아니라, 비만해질 수 있다. 또한 세로토닌 약을 복용하지 않더라도 수면 부족으로 멜라토닌이 부족한 상황에서는 쉽게 과도해질 수 있다. 쉽게 과도해지면서 부작용이 나타나기 때문에 '세로토닌하라'는 말은 날 선 비판을 받았다. 그렇다면 세로토닌이 받는 비판에 멜라토닌은 자유로운지를 먼저 살펴야 '멜라토닌할지어다'를 말할 수 있지 않겠는가?

멜라토닌이 과도하면 두통, 어지러움, 낮에 비몽사몽 한 증세 daytime grogginess 등의 부작용이 나타난다고 보고된 바 있다. 하지만 모두 멜라토닌 약을 별도로 복용했을 때 나타난 현상들이었다. 고혈압 약을 복용하는 환자에게 과도하게 혈압을 낮출 위험성 그리고 당뇨병 환자에게 과도하게 혈당을 저하시킬 위험성은 멜라토닌 약을 별도로 복용했던 사람에서만 나타났다. 약을 복용하지 않은 자연 상태에서 멜라토닌이 과도해 부작용이 나타난 적은 현재까지 보고된 바 없다.

멜라토닌이 만들어지고 분비되는 과정을 살펴보면 당연한 일일지도 모른다. 멜라토닌의 재료인 세로토닌은 밝은 빛에서 만들어진다. 어두운 곳에서만 있으면 세로토닌이 부족해지고, 멜라토닌 또한 부족해진다. 반대로 밝은 곳에만 있으면 제아무리 세로토닌이 많아지더라도 멜라토닌은 부족해진다. 멜라토닌은 어둠이 있어야만 분비되기 때문이다. 낮의 빛, 밤의 어둠이 있어야 적절하게 만들어지고 분비되는 멜라토닌의 특성상 멜라토닌이 일상에서 과도해지는 것은 불가능하다. 설령 멜라토닌을 분비하는 뇌의 송과선체에 암이 생기더라도 멜라토닌을 과도하게 분비한 사례는 없었다. 오히려 멜라토닌이 적게 분비되어 아이의 성적 발달이 빨라지는 사례가 보고된 적이 있을 뿐이다. 결국 약으로 멜라토닌을 추가하지 않는 상황에서는 멜라토닌 분비가 부작용을 일으킬 만큼 정상 수준 이상을 넘어설 수 없다. 우리는 멜라토닌 결핍이 야기하는 고통만 겪고 있을 뿐이다. 멜라토닌 분비를 촉진시키는 행동이라면 아무리 많이 해도 지나칠 게 없다. 고로 우리 모두 멜라토닌할지어다!

# 멜라토닌 보충제를
# 먹어야 할까?

(

 

미국 뉴저지에 위치한 코스트코Costco에서 장을 볼 때의 일이다. 근처 뉴욕에서 열린 학회에 참가 중인 의사 여러 명이 건강기능식품 코너에서 얘기를 주고받고 있었다. "여기(미국)에서는 마트에서도 멜라토닌을 파네. (나에게 진료받는) 환자 중에 멜라토닌이 (불면증 개선에) 괜찮다고 하는 사람이 있던데. 나도 사서 먹어봐야겠다. 그래야 환자들한테 확실하게 얘기해주지." 우리나라 의사들이 겉보기에는 돈만 밝히는 것 같아도 실은 자신을 찾아온 환자들이 낫는 데 가장 희열을 느끼는 사람들이라는 것을 나는 믿는다. 그들의 대화를 엿듣고 나도 한 통 샀다. 우리나라에 없는 것이라는 말에 현혹되었던 것 같기도 하다.

우리나라는 멜라토닌 마트 판매를 불허한다. 이에 대해 식약처는 "수면의 질이 저하된 55세 이상의 불면증 환자의 단기치료를 효능-효과로 하는 제품(제형 서방정)이 의약품으로 품목허가(신고)돼 관리하고 있"으며 "건강기능식품은 질병의 예방 및 치료 목적이 아닌 인체에 보건 목적의 유용한 효과를 얻기 위해 섭취하는 것으로, 의약품의 용도로만 사용되는 원료 등 섭취 방법 또는 섭취량에 대해 의·약학적 전문 지식을 필요로 하는 것은 건강기능식품 제조에 사용할 수 없는 원료에 해당된다"는 입장이다.[1] 멜라토닌은 불면증 치료제로서 이미 전문의약품으로 사용되고 있으니 건강기능식품으로 사용할 수 없다는 뜻이다.

식약처 나름의 불허 논리를 인정한다. 그러나 비타민 C의 경우 용량이 다르긴 하지만 건강기능식품과 의약품으로 동시에 사용되기도 하고, 미국 소비자만큼 우리나라 소비자도 스스로 판단할 식견이 있다는 점에서 식약처의 불허는 이해하기 어렵다. 또한 '건강기능식품은 질병의 예방 및 치료 목적이 아닌 인체에 보건 목적의 유용한 효과를 위해 섭취하는 것'이라는 식약처의 설명은 도대체 무슨 말인지 모르겠다. 질병의 예방과 치료를 벗어나는 보건 목적이라는 게 무엇일까? 무엇보다 멜라토닌은 식약처가 지정한 다른 건강기능식품의 원재료보다 더 많은 과학적인 근거를 갖고 있다.

게다가 최근에는 멜라토닌을 보충해야 한다는 것을 지지하는 연구들이 쏟아지고 있다. 특히 2017년 일본 나라 의대 연구 결과는 멜라토닌 보충에 대해 심각하게 고려하고 싶은 마음이 들게 한다. 연구팀은 평균 연령 71.8세인 1,088명의 노인들을 대상으로 백혈구, 혈소판 수치와 멜라토닌의 상관관계를 조사했다. 나이가 들수록 멜라토닌이 줄어들지만, 사람마다 차이가 있을 것이다. 그 차이가 몸에 미치는 영향을 알아보기 위해 백혈구와 혈소판 수치를 조사했다. 백혈구와 혈소판은 몸에 염증 반응이 있을 때 증가한다. 백혈구와 혈소판 수치가 높은, 즉 몸에 염증 반응이 있는 상태에서는 심혈관계 사망 위험도가 증가하고, 암 발생 위험도 또한 증가한다. 정상 범위 내에서는 백혈구와 혈소판 수치가 가급적 낮은 게 좋은 것이다.

결과는 백혈구, 혈소판 수치와 멜라토닌은 역상관계인 것으로 나타났다. 멜라토닌이 부족한 사람은 백혈구와 혈소판 수치가 높았다는 얘기다. 이는 심장병, 뇌졸중, 암 위험도가 증가한다는 것이다. 향후 멜라토닌 복용에 대한 심각한 부작용 사례가 보고되지 않는 한 현재 수준의 과학적인 근거로 판단했을 때 미국과 달리 건강기능식품으로서의 멜라토닌을 인정하지 않는 식약처의 논리는 이해하기 어렵다.

# 비타민 C보다
## 사과

건강기능식품으로서의 멜라토닌을 나는 부정하지 않지만, 내가 하고 싶은 얘기는 '멜라토닌 보충제를 복용하자'는 게 아님을 미리 밝혀둔다. 오히려 그 반대인데, 그 이유를 미국 국립암연구소 실험에서 찾을 수 있었다. 연구팀은 동물 실험을 통해 '멜라토닌이 유방암 예방 효과가 있다'는 결론을 내렸다. 역설적이게도 나는 이 연구로부터 '멜라토닌 복용 효과의 한계'를 발견했다.

연구팀은 모든 실험 쥐들에게 유방암을 일으키는 물질을 주입했다. 첫 번째 그룹의 쥐에게는 멜라토닌을 분비하는 송과선을 제거했다. 두 번째 그룹의 쥐에게는 첫 번째 그룹처럼 송과선을 제거해 멜라토닌 자체 분비를 막았지만, 대신 멜라토닌 약을 주입했다. 세 번째 그룹의 쥐에게는 자체적으로 멜라토닌을 만들 수 있도록 송과선을 그대로 두었다. 멜라토닌을 만들지 못하도록 송과선을 제거하고 유방암 유발 물질을 주입한 첫 번째 그룹 쥐에서는 88%에서 유방암이 발생했다. 멜라토닌 약을 주입한 두 번째 그룹 쥐에서는 유방암 발생률이 63%로, 첫 번째 그룹보다는 낮게 나타났다. 그런데 멜라토닌을 스스로 만들 수 있는 세 번째 그룹 쥐에서는 유방암 발생률이 22%에 불과했다.[2]

멜라토닌 약이 유방암 발생률을 88%에서 63%로 낮춘 효과는 있었다. 그러나 쥐의 몸에서 만든 멜라토닌이 22%로 낮춘 것과는 비교할 수 없을 만큼 효과가 작았다. 외부에서 식품 혹은 약품으로 만들어낸 멜라토닌은 동물의 몸 내부에서 만들어내는 멜라토닌만큼 효과적일 수 없음을 이 연구는 수치로 나타내주었다. 이 연구의 목적은 멜라토닌의 유방암 효과 유무를 밝혀내는 데 있었는데, 덤으로 가공 멜라토닌과 자연 멜라토닌의 차이까지 드러난 것이다.

자연과 가공의 차이는 멜라토닌에만 국한되는 얘기가 아니었다. 대학병원에서 방사선 종양학과 교수로 재직하던 친구는 10년 전 벌꿀로 동물 실험을 진행 중이었다. 그는 방사선을 이용해 암 환자를 치료하는 의사였는데, 방사선 치료를 받고 나서 환자들이 너무 힘들어하는 것이 당시 그의 가장 큰 고민이었다. 세포를 사멸시키는 방사선은 암세포뿐 아니라, 일반 정상 세포도 함께 죽이기 때문이다. 이것을 최소화하기 위해 암 덩어리에만 방사선을 조사하기 위한 기술이 계속 발전하고 있지만, 아직 일반 세포의 희생을 제로화하는 데까지 이르지 못했다. 암이 전이된 환자처럼 폭넓게 방사선을 조사할 수밖에 없는 상황도 있었다. 그러던 중 그는 프로폴리스의 주요 성분인 플라보노이드flavonoid가 방사선으로 피해받은 세포를 회복시킬 수 있다는 연구 결과를 접했다.[3]

그는 플라보노이드 성분이라면 벌꿀에도 풍부하다는 것을 알고 있었다. 그래서 벌꿀로 방사선의 피해를 줄일 수 있는지 타당성을 검토하는 실험을 진행했다. 실험 세포에 똑같은 양의 방사선을 조사했는데, 벌꿀을 첨가한 세포는 눈에 띄게 회복이 빨랐다. 그는 벌꿀 플라보노이드 성분이 실제로 항산화 효과가 있을 것으로 추정한 후 벌꿀에서 플라보노이드 성분만 추출해 실험을 진행했다. 하지만 이번에는 차이가 나타나지 않았다. 벌꿀의 다른 성분들을 추출해 실험을 더 진행했으나, 역시 실패했다. 벌꿀의 항산화 효과를 인정받으려면 벌꿀의 어떤 성분 때문인지를 명확하게 밝혀야 했기에 그의 벌꿀 실험은 결국 인정받지 못했다. 그는 벌꿀 전체로 실험하면 결과가 좋게 나오고 주요 성분을 추출했을 때 그렇지 않았던 것은 '운의 문제'라고 생각했다.

"이상해. 벌꿀로는 결과가 잘 오는데, 거기서 세포 보호 효과가 큰 성분만 따로 떼어내면 안 나온단 말이야."

프랑스 몽블랑 산악 지역의 계곡물은 당뇨병 환자에게 도움을 준다는 소문이 유럽에서는 꽤 널리 났었다. 이 소문의 팩트 가능성을 알아보기 위해 여러 연구팀이 도전했다. 몽블랑 지역의 물은 다른 지역보다 석회 성분(칼슘)의 농도가 높기에 연구팀들은 석회 성분이 당뇨병을 낫게 하는 결정적인 성분이라고 생각했다. 몽블랑 계곡물이 당뇨병에 좋다는 것을 입증하려면 물의 어떤 성분이 얼마 정도의 양에서 어떻게 당뇨병 향상에 기여하는지, 이세 가지를 밝혀야 한다. 그래야 현대 의학은 몽블랑 계곡물을 당뇨병 치료약으로 인정한다. 몽블랑 지역에서 떠온 물이라도 물을 뜬 포인트에 따라 석회 성분의 농도는 천차만별일 수 있고, 같은 포인트라 하더라도 가뭄 때 뜬 것과 장마 때 뜬 것이 다를 수 있기 때문이다. 또한 이 세 가지 정보가 있어야 어떤 석회수를 어떤 양이상으로 마셔야 당뇨병에 도움이 된다는 구체적인 정보를 제공할 수 있다. 석회수를 당뇨병 약으로 인정하기 위해서는 당연한 조건들이었다. 하지만 몽블랑 계곡물에서 석회 성분만을 추출해 당뇨병의 효과를 확인하려 했던 실험들은 모두 실패했다. 그럼에도 여전히 몽블랑 계곡물이 당뇨병에 좋다는 소문은 퍼져 나가고 있다.

사과 속에 들어 있는 가장 강력한 항산화제는 비타민 C이다. 사과 100g에는 비타민 C가 5.7mg 들어 있다. 우리나라 영양학회가 정한 하루 비타민 C 권장량은 100mg인데, 하루에 1,750g의 사과를 먹어야만 가능한 양이다. 약국에서 파는 비타민 C 100mg을 사 먹는 게 사과 1,750,000mg을 먹는 것보다 훨씬 효율적이라는 생각은 당연했다. 그래서 그렇게 권장해왔다. 그러나 식품은 계산기로 두들겨 나온 수치만으로 평가할 수 없다는 것이 지난 2000년 미국 코넬 대학 연구에서 드러났다.

연구팀은 껍질이 있는 사과 100g의 성분을 분석했다. 가장 많은 성분은 페놀산phenolics이었는데, 290mg 들어 있었다. 그다음으로 플라보노이드가 142.7mg 들어 있었다. 비타민 C는 알려진 대로 5.7mg 들어 있었다. 연구팀은 사과 100g의 항산화 효과를 측정하기로 했다. 그런데 놀라운 결과가 나타났다. 사과 100g에 들어 있던 비타민 C 5.7㎎의 항산화 효과는 비타민 C 1,500㎎의 항산화 효과와 같았기 때문이다. 사과 속에 들어 있는 비타민 C는 따로 떼어낸 비타민 C보다 항산화 효과가 무려 263배나 더 높았다. 연구팀이 측정한 사과 100g의 암세포 억제 능력은 57%에 달했다. 비타민 C 보충제 1,500㎎으로는 상상할 수 없는 결과였다. 이 연구 결과는 최고 권위의 학술지 〈네이처〉지에 게재되었다. 연구팀은 사과 속의 페놀산과 플라보노이드 그리고 비타민이 함께 작용해야 항산화 효과가 높아지는 것으로 분석했다. 연구에서 드러난 또 다른 사실은 같은 100g의 사과라도 껍질이 있는 것이 항산화 효과와 항암 효과가 더 컸다는 점이다.[4]

벌꿀의 항산화 효과를 입증하려 했던 내 친구는 벌꿀 속에 들어 있는 5종류의 당, 17종류의 아미노산, 10종류의 비타민, 12종류의 미네랄 중에서 가장 강력한 세포 보호제인 플라보노이드 성분을 따로 떼어내 연구했지만 실패했다. 그리고 몽블랑 계곡물의 당뇨병 완화 효과를 증명하려 했던 연구팀은 계곡물 속 수십 종류의 미네랄 중 석회 성분을 추출해 실험했지만 실패했다. 따로 떼어낸 비타민 C는 항산화 효과가 있지만, 여러 성분들과 함께 있는 사과 속 비타민 C와 비교하면 효과가 1/263에 불과했다. 특정 성분만을 따로 떼어낸 보충제는 그 성분이 원래 들어 있던 음

식의 효과보다 훨씬 낮아진다는 것이다. 따라서 멜라토닌 보충제
는 절대로 수십 종류의 호르몬과 신경전달물질이 복잡하게 얽혀
있는 잠을 대신할 수 없다.

# 주말 캠핑으로
# 멜라토닌하는 생활을

미국 서부를 여행하면서 그랜드 캐니언Grand Canyon만큼 유명한 곳은 아니지만, 상당히 매력적인 자이언 캐니언Zion Canyon에 머물기로 계획을 세웠다. 숙소를 검색하던 중 특이한 곳을 발견했다. 텐트와 식탁 정도의 캠핑 시설을 제공하는 곳이었는데, 배경으로 등장한 주변 자연 경관이 멋져 예약 버튼을 눌렀다. 가격이 주변 호텔의 절반이 안 된다는 장점도 한몫했다. 막상 도착해보니 정말로 텐트와 식탁만 있었다. 공원에 설치된 간이 화장실이 구역마다 1개씩 있었고, 겨우 한 사람이 서 있을 만한 크기의 나무로 만들어진 샤워실에 더운물이 나오기를 기대하는 것은 애당초 무리였다. 샤워는 안 하면 그만이라고 해도 전기 공급이 없다 보니 상당한 불편을 감내해야 했다. 언플러그드 캠핑장에서는 해가 지면 손전등에 의지해 밥을 해야 했고, 노트북은 물론 휴대전화조차 충전할 수 없었다. 온라인 생활이 불가능했으며, 지인들과도 연락 두절 상태로 지내야 했다. 해가 진 후 할 수 있는 일이라고는 20달러를 주고 산 나뭇더미가 다 탈 때까지 모닥불 놀이를 하거나, 모닥불에 스몰스(마시멜로를 불에 구워 비스킷 사이에 넣어 먹는 것)를 만들어 먹은 게 고작이었다.

마땅히 할 일이 없어서인지 아니면 너무 어둡고 조용해서인지 캠핑하는 이틀 동안 평소보다 일찍 잠자리에 누웠다. 아니 그럴 수밖에 없었다. 추웠고 불편했고 솔직히 힘들었다. 그러나 이틀 동안의 언플러그드 캠핑은 잊을 수 없는 선물이었다. 해 질 무렵 세상을 금빛으로 물들이는 석양 쇼를 이틀 내내 보여주었고, 은하수를 온통 드러낸 밤하늘을 통해 하늘은 우주를 내다볼 수 있는 지구의 창이라는 사실을 깨닫게 해주었기 때문이다. 태고 때부터 언제나 그 자리에 있어 왔던 석양과 은하수는 나의 번민을 사소하게 만들었다. 그 어떤 대단한 일을 하겠노라고 인간이 만든 그 어떤 쇼보다 장엄한 자연 쇼를 간과하며 살고 있을까?

대인은 감동을 이어가고, 소인은 잊어간다. 집으로 다시 돌아왔을 때 나는 전기가 있는 밤을 그 어느 때보다 반갑게 맞이했다. 하지만 소인에게도 이틀 동안의 캠핑은 변화를 만들어놓았다. 캠핑을 다녀온 다음 일주일 동안은 평소보다 일찍 잠자리에 들었던 것이다. 그때는 캠핑장에서의 이틀이 너무 힘들었던 탓이라고 생각했는데, 꼭 그런 것만은 아니었다.

스웨덴 스톡홀름 대학 연구팀의 실험 결과를 우연히 접하고 나는 또 선물을 받은 듯 기뻤다. 연구팀은 사람의 생체시계가 태양에 맞춰져 있음을 이미 실험을 통해 증명한 바 있는데, 인공 빛이 없다면 일몰 때 멜라토닌이 분비되면서 수면시계가 시작되고 일출 때 다시 각성시계가 켜졌다. 계절마다 일몰과 일출 시기가 달라지는 것에 맞춰서 생체시계도 정확하게 변했다. 해가 진 후에도 잠을 못 이루는 것은 태양에 세팅되어 있는 생체시계가 인공 빛으로 혼돈을 겪기 때문인 것이다. 연구팀은 고장 난 생체시계를 고칠 방법에 대해 고민하다가 캠핑을 떠올렸다. 언플러그드 캠핑을 하는 동안에는 태양에 맞춰 생활할 수밖에 없으니까.

평균 연령 28세인 14명을 대상으로 한 실험에서 연구팀의 예상은 그대로 적중했다. 주말 캠핑은 평소 야간 빛으로 느려진 생체시계 리듬을 되돌려 늦게 자던 젊은이들을 일찍 잠자리에 들게 했다. 이 결과는 미국 콜로라도 대학 연구에서도 그대로 재현되었다. 연구팀은 평균 연령 30세인 8명의 젊은이를 로키 산맥에서 일주일 동안 텐트 생활을 하게 했다. 참가자들에게 허용된 빛은 햇빛과 모닥불 빛이 전부였다. 인공 빛이 사라지자 젊은이들의 생체시계는 태양을 중심으로 다시 세팅되었다. 다만 연구팀이 기대했던 수면의 질 향상까지 나타나지는 않았다. 아마도 수십 년 동안 방해받던 수면시계가 일주일 만에 완전히 회복되는 것은 지나친 기대였을지도 모른다. 그러나 분명한 것은 인공 빛을 차단하면 수면시계는 곧바로 회복되기 시작한다는 것이다.[5]

주말 캠핑의 조건은 자연 빛이다. 하지만 촛불이나 모닥불 같은 전기를 사용하지 않은 빛이나, 전기를 사용하더라도 백열등 같은 적색에 가까운 빛은 생체시계에 큰 혼란을 주지 않는다. 반면 휴대전화, 컴퓨터 모니터, TV에서 나오는 불빛은 방 안을 환하게 비추지 않더라도 생체시계를 지연시킨다. 멜라토닌이 흔히 말하는 블루라이트에 매우 민감하게 반응하기 때문이다. 블루라이트는 빛의 일곱 가지 색 '빨주노초파남보'에서 파남보에 해당하는 380~500nm 파장의 빛을 말하는데, 멜라토닌은 블루라이트 중에서도 460~480nm 파장의 빛에 가장 취약하다. 여러 현대 기기의 모니터에 사용되는 LED 조명의 블루라이트 비율은 35%로 태양의 블루라이트 비율 25%보다도 높다. 그래서 휴대전화의 작은 빛에도 멜라토닌의 분비가 억제되어 깊은 잠이 줄어드는 것이다. 그렇다고 현대인에게 모든 인공 빛을 끄라고 하거나, 휴대전화나 컴퓨터를 밤에 사용하지 말라고 하는 것은 실천하기가 너무 어려울 것이다. 그러나 일주일에 이틀, 주말 동안만 캠핑하듯이 사는 것은 도전해볼 만하다. 그것이 큰 의미가 있는 줄 모른다면 굳이 할 이유가 없겠지만, 평일 멜라토닌 분비 정상화에 도움을 준다는 연구 결과가 분명 있으니 말이다. 주말마다 전기가 없는 곳에서 캠핑하지 못하더라도 주말 밤에는 촛불이나 백열등 같은 조금 덜 밝은 불빛에서 지내는 것이 멜라토닌하는 생활이다. 블루라이트 차단 안경이나 보호막을 사용하는 것도 도움이 될 수 있는데, 멜라토닌이 분비되는 해 질 무렵부터 착용하는 게 낮 동안 착용하는 것보다 효과적일 것이다. 무엇보다 우리 모두 주말에는 언플러그드 캠핑을 하는 삶을 살았으면 좋겠다.

# 그래도 빛을
# 이길 수 없다

멜라토닌의 원료가 되는 세로토닌은 빛이 있어야만 원활하게 만들어진다. 재료가 풍부해야 멜라토닌이 잘 만들어질 수 있기에 낮에 햇빛을 잘 받는 것은 멜라토닌 생활의 기본이라고 할 수 있다. 그런데 그것 말고도 낮 빛이 멜라토닌에 필수인 이유는 또 있었다. 삼성창원병원 연구팀은 창원 지역 전자업체에 근무하는 근로자 1,492명의 혈중 비타민 농도를 측정하고, 비타민 농도가 옅은 사람과 그렇지 않은 사람을 분류한 후 수면 상태를 조사했다. 그랬더니 혈중 비타민 D 농도가 옅으면 잠을 깊게 자지 못할 위험도가 36%나 높아지는 것으로 나타났다. 연구팀은 비타민 D가 부족하면 수면을 시작하는 생체시계의 작동이 느려지는 데다 깊은 잠을 유도하는 뇌 호르몬 기능이 떨어지기 때문으로 분석했다. 이번 연구는 비타민 D와 수면과의 관련성을 입증했다는 학술적 가치를 인정받아 국제 학술지에 게재되었다.[6]

비타민 D 부족은 여러 상황에서 올 수 있다. 비타민 D가 풍부한 음식을 먹지 않거나, 비타민 D를 파괴하는 술과 담배를 많이 했을 때 그럴 수 있다. 그런데 이 연구에서 비타민 D 부족의 가장 큰 원인은 햇빛 부족인 것으로 나타났다. 햇빛이 부족하면 비타민 D가 결핍되고, 그 결과 수면 부족으로 이어진다는 것이다.

비타민 D는 수십 종류의 비타민 중 우리 몸에서 만들 수 있는 유일한 비타민이다. 이를 두고 한 쇼닥터는 TV 홈쇼핑에서 '신이 인간을 만들 때 비타민 D는 너무 중요해서 스스로 만들 수 있게 했다'고 설명했다. 쇼닥터 말이지만 동의한다. 비타민 D는 뼈를 튼튼하게 해서 골다공증을 예방하는 데 필수적이다. 칼슘이 풍부한 멸치를 아무리 많이 먹어도 비타민 D가 없으면 말짱 도루묵이다. 그뿐만 아니라 비타민 D 부족은 모든 암 환자에게서 공통적으로 나타난다. 비타민 D 부족이 모든 암의 원인이라고 단정할 수는 없어도 비타민 D가 부족하면 암세포가 생겼을 때 몸속 면역세포가 제대로 싸우지 못하는 것만큼은 확실하다. 게다가 비타민

D는 멜라토닌 생성에도 관여해 깊은 잠을 잘 수 있게 도와주니 이보다 더 중요한 비타민이 어디 있겠는가? 그러나 쇼닥터의 '비타민 D 보충제는 꼭 사 먹어야 한다'는 말에는 동의할 수 없다. 삼성창원병원 연구에서도 비타민 D 부족과 가장 관련이 깊었던 것은 보충제 섭취 여부가 아니라 햇빛 노출 시간이었다.

비타민 D 보충제는 '암을 예방해준다'는 믿음으로 인기를 얻었지만, 기대와는 다른 결과들이 나타나고 있다. 원래 비타민 D의 암 예방 효과는 악성 피부암에서 인정받기 시작했다. 비타민 D가 부족하면 암세포와 싸우는 면역세포가 힘을 잃게 되는데, 악성 피부암 환자 대부분에서 비타민 D 부족 현상이 나타났던 것이다. 그래서 악성 피부암 환자에게는 비타민 D 보충제가 함께 처방되었고, 건강한 사람도 비타민 D 보충제를 꾸준히 먹으면 피부암이 예방될 것으로 기대했었다. 그런데 서울대병원과 미국 하버드 대학이 공동으로 25년 동안의 식생활 기록이 남아 있는 10만 명을 대상으로 연구해봤더니 비타민 D 보충제를 복용해도 피부암 예방 효과가 없는 것으로 나타났다. 비타민 D 보충제가 아예 효과가 없다고 할 수는 없겠지만, 그동안의 믿음과 달리 한계는 분명히 밝혀진 것이다. 이는 앞서 살펴봤던 사과와 비타민 C의 관계와 같다. 비타민 D의 순위를 매겨본다면 햇빛을 받아 피부에서 만들어진 게 가장 좋고, 계란이나 돼지고기 같은 음식이 다음, 보충제는 그다음이라고 할 수 있다.

다만 한 가지 주의할 점이 있다. 햇빛은 피부암을 일으키는 발암 물질이라는 사실이다. 그뿐만 아니라 누적된 햇빛 노출 시간이 많을수록 주름이나 기미 같은 피부 노화가 더 빨리 진행된다. 이런 이유를 들어 자외선 차단제를 발라서 햇빛을 완전히 차단하고, 비타민 D 보충제를 먹어야 한다고 설파하는 학자도 있다. 국내 저명한 피부과 교수는 언론과의 인터뷰에서 햇빛은 모두 차단하고, 비타민 D 음식이나 보충제를 먹는 것이 세계보건기구의 권장 사항이라고 했다. 그러나 확인해보니 세계보건기구가 아니라 미국 피부과학회의 권장 사항이었다.[7]

세계보건기구는 비타민 D에 대한 전반적인 가이드라인을 제시하지 않는데, 그 이유는 미국 국립보건연구원National Institute of Health, NIH에서 작성한 비타민 D 보고서Fact sheet를 보면 알 수 있다. 여기에는 상반되는 연구 결과를 모두 제시하고 있다. 일주일에 두 번, 하루 5~30분 정도 얼굴과 팔다리 혹은 등에 햇빛을 받으면 충분히 필요한 만큼의 비타민 D를 만들 수 있으며, 계절과 지역에 상관없이 심지어 북극에서도 햇빛만으로 비타민 D를 만들 수 있다는 연구 결과를 제시했다. 반면 햇빛 때문에 미국에서 해마다 150

만 명이 악성 피부암에 걸리고, 그중 8,000명이 사망하므로 햇빛은 무조건 차단해야 한다는 미국 피부과학회의 연구 결과도 함께 제시했다. 또한 피부암에 걸릴 위험성 없이 비타민 D를 만들 수 있는 햇빛의 양에 관한 연구는 현재 없다는 사실도 적시했다. 따라서 비타민 D에 대한 전반적인 가이드라인을 제시할 수 없다는 입장도 밝혔다.[8]

우리나라에서 피부암 환자가 늘고 있는 것은 사실이다. 하지만 백인보다 멜라닌(멜라토닌 아님) 세포가 많아 피부암 발생 위험이 낮은 동양인의 특성상 모든 햇빛을 차단하는 것보다 일주일에 적어도 두 번, 20분 정도 햇빛을 받는 게 좋을 듯싶다(멜라토닌을 만드는 데 도움을 주는 햇빛은 주로 눈을 통해 들어간다). 자외선 차단제를 꼼꼼하게 바르고서라도 야외에 나가 활동하는 것은 햇빛의 피부암 유발 논란과 상관없이 건강에 유익한 일이다. 참고로 미국 국립보건연구원 비타민 D 보고서에는 창문을 통해 들어온 햇빛으로는 비타민 D를 만들 수 없고, 자외선 차단제로 햇빛을 차단하려면 적절한 용량으로 하루 여덟 번 이상 발라야 한다는 사실이 기술되어 있다.

자외선 차단제를 자주 바르지 않으면 오히려 바르지 않은 것보다 해로울 수 있다. 미국 캘리포니아 대학 연구팀은 $1cm^2$당 $2mg$의 자외선 차단제를 바른 피부와 바르지 않은 피부를 같은 강도의 자외선에 노출시켜 자외선 차단제의 효과를 알아보고자 했다. 자외선 차단제의 효과는 활성산소reactive oxygen species로 측정했다. 자외선을 받아 활성산소가 많아지면 노화가 빨라지고, 면역 기능이 떨어지며, 암 위험도가 높아진다. 자외선 노출 시간 20분까지는 차단제의 효과가 극명하게 나타나 차단제를 바른 피부의 활성산소가 낮게 나타났다. 그런데 20분 이후부터는 차단제를 바른 피부에서 활성산소가 급격하게 증가하더니 60분이 지나자 아무것도 바르지 않은 피부보다도 높아졌다.[9] 이 연구는 자외선 차단제의 '하루 여덟 번 이상 발라야 한다'는 용법을 도출시켰다.

자외선 차단제에 대한 고민거리는 또 있다. 피부에 만들어지는 활성산소는 대부분 자외선 때문이라고 생각했는데, 그게 아니라 50%는 가시광선과 적외선 때문이었다. 자외선을 100% 차단해도(실은 불가능하지만) 피부를 절반만 보호하는 것뿐이다. 햇빛 아래서 밭을 가는 농부의 밀짚모자가 떠오르는 것은 왜일까? 밀짚모자처럼 자외선은 물론 가시광선, 적외선 등 햇빛 자체를 차단하는 선크림sunscreen이 빨리 나왔으면 좋겠다.

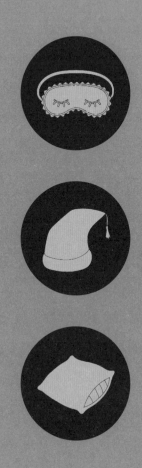

# 5장

# 잘 자고 있습니까?

# 불면증
# 테스트

불면증은 두 가지 형태로 나타난다. 밤에 자려고 할 때 쉽사리 잠이 들지 않는 것 그리고 잠이 들었으나 원하는 만큼 못 자고 일찍 깨어나는 것이다. 그럼에도 내가 잘 자고 있는지 모호한 경우가 많다. 이럴 때는 한번 제대로 점검해보자. 정신건강의학과 전문의를 만나는 것이 훨씬 좋겠지만, 그들의 기준에 맞춰 스스로 점검해보는 것도 나쁘지 않을 것 같다. 정신건강의학과에서 진단하는 불면증 기준(DSM-5)은 다음과 같다.

① 잠드는 게 어렵다.

② 자다가 자주 깬다.

③ 너무 일찍 깬 후 다시 잠을 다시 못 이룬다.

**위의 세 가지 중 한 가지 이상의 증상이 나타나면서**

④ 일주일에 세 번 넘게 발생한다.

⑤ 3개월 이상 지속된다.

⑥ 직장, 학업, 학술 활동처럼 사회적으로 중요한 일에 심각한 지장을 준다.

⑦ 적절한 수면 기회를 마련해도 소용없다.

**그리고 다음의 세 가지 사항을 확인해야 한다.**

⑧ 기면증, 호흡 관련 수면 장애, 일주기 리듬 수면 장애 등이 없다 (다른 수면 장애가 있을 경우 불면증이라고 진단하지 않고, 해당 수면 장애로 진단한다).

⑨ 수면에 영향을 주는 약물을 남용한 상태가 아니다.

⑩ 수면을 방해할 만한 정신 질환이나 신체 질환이 없다.

이 상태를 불면증이라고 한다. 다만 불면증은 여러 질병에서 나타나는 증세라는 점에서 ①~⑦의 기준에 해당하는 것을 포괄적인 불면증이라고 정의하고, ⑧~⑩까지 충족하는 경우를 1차 불면증(원인 불명의 불면증)이라고 좁혀서 말하기도 한다. 이 기준으로는 특정한 원인이 밝혀진 경우를 2차 불면증이라고 한다. 또한 기간에 따라 일주일 이내를 일시적transient, 3개월 미만을 급성acute, 3개월 이상을 만성chronic 불면증으로 분류하기도 한다. 이런 복잡한 기준에 따라 전문가가 불면증을 진단하는 것이지만, 간단한 질문으로도 가능하다.

① 잠자는 게 어렵다고 느낀 적이 있습니까?
② 잠이 들거나 잠을 충분히 자는 게 어렵습니까?

두 질문에 "네"라고 답한다면 불면증이라고 할 수 있다.[1]

불면증에 대한 2016년 경제협력개발기구OECD 통계에 따르면 불면증에 시달리는 우리나라 성인 인구는 전체의 12%인 400만 명에 육박하는 것으로 추산되었다. 심각한 불면증으로 치료를 받은 환자도 급증하고 있다. 국민건강보험공단 자료에 따르면 불면증으로 병원 진료를 받은 환자가 2011년에는 약 325,000명이었는데, 2015년에는 721,000여 명으로 2배 넘게 늘어났다. 최근 5년간(2011~2015년) 불면증으로 진료를 받은 환자는 193만 명을 넘어섰다. 잠자는 데 어려움을 겪는 사람이 193만 명이나 되는데도 심각한 병은 아니라고 단정 짓거나, 잠을 잘 자는 것은 의지의 문제라고 생각하는 것을 나는 매우 우려한다. 앞에서 해본 간단한 테스트에서 불면증이었다면 스스로 해결할 수 없는 심각한 불면증은 아닌지 돌아봐야 한다.

여담이지만 '실패의 원인을 정신력에서 찾으라'고 조언하는 이들을 나는 경계한다. 한국 축구가 이겼을 때는 강한 정신력 덕분, 못했을 때는 정신력 부재라는 평가를 그래서 싫어했다. 특히 중등도 우울증 환자에게 정신력으로 극복하라고 충고하는 것은 축구의 승패를 정신력 탓으로 분석하는 것보다 훨씬 위험한 행위이다. 폐렴 환자에게 항생제를 먹지 말라는 것과 다르지 않으니까 말이다. 자신 앞에 놓인 장벽이 너무 높아 주저하는 젊은이에게 '아프니까 청춘'이라거나 '능력이 없다는 것은 거짓말이다. 정답은 끈기가 없는 것이다. 꿈을 꾸면 해야 한다. 반드시 이루어야만 한다'는 충고는 뇌, 유전자 그리고 진화에 대한 무지에서 비롯되었다고 생각한다. 이런 위험한 조언을 하는 대학교수, 철학자가 수백 권의 철학책과 역사책을 읽었는지는 모르겠지만, 생물학 공부를 하지 않은 것은 확실한 듯하다.

예를 들어 모범적인 삶의 표본으로 일컬어지는 아침형 인간 그리고 게으르며 저항적인 삶의 예로 여겨지는 저녁형 인간은 실은 의지의 문제가 아니라 유전자의 문제다. 유전자를 정신력으로 극복할 수 없는 것처럼 저녁형 인간은 아침형 인간이 될 수 없다. 저녁형 인간이 아침형 인간처럼 사는 것은 힘든 데다 효율적이지 않아 결국 같은 조건이라면 아침형 인간보다 더 성공할 수 없다. 저녁형 인간은 자신의 유전자에 맞는 삶을 찾아야 하고, 사회는 그의 유전자를 인정해야 한다. 저녁형 인간이 아침 중심의 삶에서 받는 스트레스는 생명을 위협하는 질병이 될 수도 있다.[2]

당신의 불면증도 가볍게 생각해서는 안 된다. 불면증은 당신의 삶에서 빛과 어둠의 균형이 깨졌으며, 거의 모든 호르몬을 조절하고 거의 모든 생체 반응에 관여하는 세로토닌과 멜라토닌의 균형이 깨졌음을 의미한다. 당신의 불면증이 오랜 시간에 걸쳐 생겼던 것처럼 절대로 단기간에 교정하려고 해서도 안 된다. 어둠과 빛의 균형을 잡고, 거의 모든 호르몬이 제 역할을 하며, 거의 모든 생체 반응이 정상으로 돌아와야 불면증을 극복할 수 있다. 필사적으로 꾸준히 노력해야 한다.

# 운전은 No,
# 결정은 Tomorrow

정신력은 졸음을 이겨낼 수 없을뿐더러 이기려고 시도해서도 안 된다. 졸려도 정신만 잘 차리면 문제없다고 생각하는 것이 얼마나 위험천만한지 숫자로 살펴보겠다. 2013~2015년 3년간 졸음운전 교통사고 건수는 7,639건으로 359명이 사망했는데, 해마다 120명이 졸음운전 때문에 목숨을 잃는 것으로 나타났다. 졸음운전 교통사고가 전체 교통사고의 1%, 전체 교통사고 사망자의 2%를 차지하는 셈이다. 이것만으로도 졸음의 피해가 작다고 할 수 없지만, 왠지 생각보다 작은 느낌이다. 1년에 120명이면 교통사고 사망자가 사흘마다 한 번씩 일어나는 별로 흔하지 않은 일로 여길 수도 있으니까 말이다.

이 수치는 국내 교통사고 집계를 담당하는 부서의 정신력 해이 (?)에서 비롯된 것이다. 인력의 부족이나 데이터를 수집하는 시스템의 부재 탓일 수 있는데, 정신력 해이로 몰아간 것은 앞서 언급한 대학교수, 철학자의 흉내를 내본 것이다. 어쨌거나 해마다 120명이 졸음운전으로 사망한다는 수치는 학계의 인정을 받지 못할 뿐 아니라, 경찰 스스로도 믿지 않는다. 우리나라 졸음운전 교통사고 집계는 본인의 진술이나 정황에 의존해서 원인을 추정하고 있기 때문이다. 혈중 알코올 농도처럼 현장에서 시행 가능한 객관적인 검사 방법이 없어서 그런 것이다. 쉽게 말해 목격자 중 누군가가 "졸음운전처럼 보였다"라고 증언하면 졸음운전 통계에 포함시키는 것이다. 이런 방식이 얼마나 미개한지 영화배우 고故 김주혁 씨의 교통사고로 확인할 수 있었다.

벤츠 SUV 차량을 타고 전복되던 순간을 목격했던 운전자가 "벤츠 운전자가 뒤에서 추돌 후 가슴을 움켜잡더니 갑자기 돌진하면서 다시 차량을 추돌하고, 아파트 벽면을 충격했다"라고 증언하자 기자들은 심근경색에 의한 사망일 것이라고 기사를 써댔다. 가슴을 움켜잡은 이유를 밝혀내려면 상당한 조사가 필요한데, 전지전능한 기자님들은 '딱 듣고 심근경색'이라고 한 것이다.

그런 미개한 기자님들 덕분에 경찰은 조사 결과가 채 완료되기도 전에 '심근경색이 아니'라는 부검 결과를 발표해야 했다.

졸음운전 사고에 대해서도 별도의 정밀한 조사가 필요하다. 다만 우리나라는 하지 않고 있는 것뿐이다. 미국도 2000년대 초반까지 우리나라의 지금과 비슷했다. 2004년 미국 고속도로 교통안전국The National Highway Traffic Safety Administration은 미국에서 해마다 10만 건의 졸음운전 교통사고가 발생하는데, 전체 교통사고의 2% 수준이라고 발표했다. 하지만 이듬해인 2005년 미국 의학연구소Institute of Medicine는 졸음운전에 관한 정밀한 연구를 통해 미국 교통당국의 안일한 졸음운전 교통사고 조사에 대해 일격을 가했다. 의학회는 미국 고속도로 교통안전국이 반박할 수 없는 수준 높은 역학 조사를 통해 미국에서 해마다 약 100만 건의 졸음운전 교통사고가 발생하고 8,000명이 목숨을 잃는다는 충격적인 연구 결과를 발표했다. 당시 미국 자동차 사고의 20%가 졸음운전에 의한 것이었는데, 미국 교통당국은 정밀한 조사 없이 2%라고 발표해왔던 것이다. 의학회의 지적으로 정신을 바짝 차린 미국 교통당국은 현재 졸음운전 사고를 과학적으로 조사해 발표하고 있다. 그 비율은 20% 전후이고, 이 수치는 영국도 비슷하다. 그러나 우리나라 교통당국이 내놓고 있는 수치는 지금까지 1%이다.

미국이나 영국보다 우리나라 수면 부족이 더 심각하지만, 많이 양보해서 그들과 비슷하다고 가정해보자. 졸음운전자 사망자는 적어도 1,200명, 많게는 2,400명으로 계산된다. 이 결과를 우리, 아니 우리 아이에게 적용해보면 그 심각성을 가늠할 수 있다. 우리 아이가 해마다 사망하는 2,400명에 안에 들어가는 대상자라면 우리는 어떻게 하겠는가? 아이를 그 대상자에서 제외시키는 행동을 미루지 않고 할 것이다. 우리나라 졸음운전 대책은 그래서 늘 아쉽다. 미봉책에 그치는 이유는 졸음운전 사고에 대한 팩트 자체에 접근하지 못했기 때문이다. 나는 졸음운전을 음주운전과 똑같은 수준으로 심각하게 다루어야 한다는 강경파인데, 불면증 테스트에서 양성 반응을 보인 독자분께는 애원하고 싶다. 제발 졸음운전은 하지 말아 주세요.

미국의 우주 왕복선 챌린저 3호는 발사 후 1분 13초 만에 폭발음과 함께 공중에서 분해되었다. 탑승한 우주인 7명 전원 목숨을 잃었고, 5,000억 원에 가까운 금전적 손해를 입혔으며, 그 과정을 지켜본 전 세계 수억 명에게 심각한 트라우마를 남겼다. 미국은 대통령 직속 위원회를 두어 사고 원인을 조사했다. 그 결과 수면 부족이 부분적인 원인을 제공했음이 드러났다. 사고의 직접적인 원인은 O링이라고 하는 고무 패킹이 추운 날씨 탓에 얼어버린 것이었다. 그런데 발사 전 경험 많은 O링 기술자는 미국 항공우주국NASA과의 회의에서 발사 일정을 미루어야 한다고 수차례 요청했던 사실이 확인되었다. 발사 당일 예보된 추운 날씨가 O링을 얼게 해 기능을 못할 것이 우려되었기 때문이다.

안타깝게도 미국 항공우주국의 최고 책임자는 그 요청을 받아들일 만큼 냉철한 판단을 할 상태가 아니었다. 1월 27일로 예정되었던 발사일이 다른 기술적인 문제로 직전에 연기되느라 잠을 자지 못했고, 1월 28일 당일에는 새벽 1시부터 깨어 있었기 때문이다. 그가 전날 눈을 붙였던 시간은 2시간 미만으로 파악되었다. 대통령 직속 위원회는 '피로 누적과 수면 부족이 원활한 의사소통과 합리적인 판단에 부분적으로 방해를 했다'고 보고서에 기록했다. 그리고 다음과 같은 말이 추가되었다.

"미국 항공우주국 직원들이 잠을 줄여가며 과도하게 일하는 것은 칭찬할 일이다. 그러나 이것은 미국 항공우주국이 수행하는 업무를 위태롭게 할 수 있고, 특히 위태로운 결정을 초래할 수 있다."

나는 앞서 극도로 졸린 상태에서 뇌출혈 환자를 정상으로 판독해 집에 돌려보내는 오진을 범한 적이 있다고 고백했다. 이를 두고 너무 졸려서 오진한 것인지, 원래 실력이 없어서 그런 것인지 알 수 없다는 반론을 제기하시는 분이 있을 것 같기도 하다. 그래서 변명하자면 신경외과 트레이닝은 나름의 체계가 있다. 1년차의 실력으로 감별할 수 없는 질병이 많다는 것을 알고 있어서 1년차의 눈으로 아무 이상이 없어 보여도 반드시 외래 진료를 통해 교수의 소견을 다시 받기를 환자에게 유도한다. 전공의 진료에 교수 진료를 덧붙이는 것은 환자의 의료사고를 막을 뿐 아니라, 전공의 자신에게는 의료사고의 가해자가 되는 것을 예방하는 일이기도 했다. 그날은 그런 방어 행동조차 하지 않았다. 그래도 고개가 갸우뚱해진다면 미국 하버드 의대가 소속 병원에 근무하는 의사를 대상으로 진행한 연구 결과를 제시하겠다. 하버드 대학병원에 근무하는 의사가 나보다 똑똑하다는 보장은 없지만(?) 많은 사람을 대상으로 연구한 것이니까.

이 연구에서 하루 16시간 이상 근무하거나, 한 주에 80시간 근무하느라 수면 부족에 시달리는 상태에 처했던 의사의 36%에서 의료 실수를 범하는 것으로 나타났다. 똑똑하기로 유명한 미국 항공우주국 직원이나 하버드 대학병원 의사들도 잠을 못 자면 똑똑함이 위험으로 바뀌었다. 나처럼 말이다. 그래서 미국 항공우주국 연구원이나 의사처럼 다른 사람의 생명이 달린 일을 하는 직업에는 강제 수면 조항이 있어야 한다. 그렇지 않은 직업이더라도 졸린 상태에서는 절대로 중요한 결정은 하지 말아야 한다. 아무리 시급한 결정이라도 내일로 미루는 게 나중에 돌아봤을 때 득일 것이다. 물론 중요한 결정이 있기 전날에는 푹 잘 자는 게 더 좋겠지만.

# '건강 이상 → 불면 발생 →
# 건강 악화 → 불면 악화'의 공식

(

병원에서 근무할 때 평소 잘 알고 지내던 A씨가 외래로 찾아왔다. 두통이 잦아지면서 잠까지 설쳐 피곤하다는 게 이유였다. 낯빛이 푸석한 게 꽤 시달리는 듯했다. 신경학적 검사상 이상 반응이 나타난 것은 아니었으나, 목 뒷덜미를 만지면 뻐근해했다. 물어보니 소화가 잘되지 않는 증세까지 있었다. 정밀 검사를 원하기에 뇌와 뇌혈관을 MRI로 검사했다. 예상대로 특별한 이상 소견이 발견되지는 않았다. 원인 미상의 두통, 긴장형 두통이라고 의무 기록에 적시한 후 진통제를 처방했다.

3주 후 A씨는 외래를 다시 찾아와서 두통은 나아졌는데 잠을 여전히 못 이룬다고 했다. 잠을 못 자니 우울한 기분까지 든다고 호소했다. 나는 '우울하다'는 말에 정신건강의학과 진료를 권하며, 동료 전문의에게 직접 요청했다. 정신건강의학과 전문의는 오랫동안 상담하고 나서 그의 증세가 직장 일과 관계가 깊을 것이라고 판단했다. 진급 심사를 앞두고 상황이 불리하게 돌아간다고 생각하면서부터 두통과 불면이 나타난 것이란다. 뇌에 특별한 문제가 없다면 자신의 외래로 다니게 하는 편이 어떻겠냐고 물었다. 나에게는 사생활을 털어놓지 못하는 그의 심정을 이해하며, 그를 정신건강의학과로 전과했다. 그러고는 우울함이 불면을 부르고, 그 불면이 우울함을 악화시키는 악순환의 고리를 머릿속으로 그려보았다.

현대 의학은 불면의 이유를 다음과 같이 기술하고 있다. 알레르기성 호흡기 질환, 위식도 역류증과 같은 위장관 장애, 갑상선 기능 항진증hyperthyroidism과 같은 내분비계 질환, 관절염, 천식, 파킨슨병과 같은 신경계 질환, 만성 통증, 요통 등이 불면증의 대표적인 원인이다. 폐경기 이후 여성 호르몬의 변화, 과거 사고로 뇌를 다쳤던 경험, 코중격nasal septum이 휘어져 호흡을 방해하는 것도 불면증을 유발한다. 우울증은 물론 조현병, 양극성 장애bipolar disorder, 외상 후 스트레스 증후군, 범불안 장애, 강박증obsessive compulsive disorder 환자에서도 불면증은 흔한 증세이다. 주의력결핍 과잉행동 장애를 앓는 어린이 및 청소년, 치매가 시작된 노인에서도 불면증이 초기 증세로 나타날 수 있다. 알코올, 향정신성 약물, 마약 중독자에서도 불면증은 흔한 증세이며, 카페인이나 허브 음료를 지나치게 많이 마시는 사람도 불면증에 시달릴 수 있다. 감기 같은 가벼운 질병에 걸렸을 때도 잠을 설치지만, 증세가 전혀 없는 고혈압, 심장병 환자에서도 불면증이 자주 나타난다는 것이 연구를 통해 밝혀졌다.[3]

질병이 없는 건강한 사람도 어떤 사건으로 스트레스, 두려움, 공포, 걱정이 커지면 잠을 이루지 못한다. 그렇지 않더라도 변비가 생겼거나, 외국 여행을 다녀왔을 때 또는 잠자는 시간에 주변이 시끄럽거나, 무리하게 운동하고 난 후에는 잠을 이루기 어렵다. 모든 질병은 불면의 원인이 될 수 있으며, 질병이 없더라도 질병에 걸렸을 때처럼 스트레스를 받는 순간에 불면이 찾아온다. 잠을 잘 못 자서 피곤하고, 그 피곤함이 건강을 해치는 기전이 작동하는 것은 분명 맞다. 그러나 건강 악화의 신호로서 불면이 나타나는 것도 부인할 수 없다. 앞서 소개한 불면이 건강 악화를 부르는 연구들은 대부분 인위적으로 참가자들에게 잠을 못 자게 한 것이었다. 일상에서는 오히려 신체와 정신의 건강에 이상이 감지되었을 때 불면이 먼저 초래되는 경우를 우리는 더 많이 경험하지 않을까?

불면이 건강을 악화시키는 것은 분명하다. 그렇다고 해도 건강한 사람은 불면이 오지 않고, 불면이 왔다면 이미 건강을 잃은 상태라는 점을 우리는 인정해야 한다. '건강 이상 → 불면 발생 → 건강 악화 → 불면 악화'의 공식이라는 것이다. 수면제에 대해 별도로 언급하겠지만, 건강 이상 신호로서 찾아온 불면을 수면제로 해결하려고 하는 것은 이런 의미에서 과학적이지 않다. 폐렴에 걸려 열이 나는데 세균을 죽이는 항생제는 쓰지 않고 해열제로만 치료하려는 것과 다르지 않기 때문이다.

# 잘 자야
# 천재가 된다

((

발명가 토머스 에디슨은 1920년대에 다음과 같은 연설을 했다.

"잠을 많이 자는 것은 인생을 낭비하는 것입니다. 저는 하루 4시간
만 자면 충분하다고 생각합니다. 숙면을 취한다면 말이죠."

침대 광고에 등장했던 에디슨의 연설을 보면 에디슨은 잠을 많
이 자는 사람을 꽤나 싫어했던 모양이다. '숙면을 취한다면'이라는
조건을 달긴 했지만, 4시간을 초과하는 수면은 낭비라고 했으니
말이다. 마치 신념처럼 에디슨은 주위 사람에게 늘 '잠을 많이 자

는 것은 어리석은 일이며, 나쁜 습관'이라고 말했던 것으로 알려졌다. 에디슨은 직원을 채용할 때 새벽 4시에 면접을 보는 것으로도 악명이 높았다. 새벽 4시에 잠에 취해 있는 사람이라면 볼 것도 없이 무능한 사람이라고 판단해 채용하지 않았다. '천재는 1%의 영감과 99%의 노력으로 이루어진다'는 에디슨의 명언에서 '노력'이란 잠을 자지 않는 부지런함이라고 알려져 왔다.

에디슨의 신념은 아마도 경험에서 비롯되었을 것이다. 그는 잠을 줄여가며 일하는 노력을 통해 축음기, 영사기, 전등 등 현대 문명 생활의 필수품을 잇달아 발명했다. 지금까지도 어린이 위인전 주인공으로 등장할 만큼 높이 평가받을 정도이다. 게다가 그가 창업한 회사는 현재 미국 최대 전기전자 회사인 제너럴 일렉트릭 GE으로 성장했다. 하지만 성공한 사람의 말이라고 해서 모두 진리는 아니다. 오히려 성공한 사람의 일화는 흥미롭게 만들기 위해 꾸며졌을embellishment 가능성이 크다.

쇼닥터들이 대거 등장하는 한 TV 건강 프로그램에 유방암에 걸리고서도 완치 판정을 받은 여성이 소개되었다. 그 여성은 병원에서 수술을 받은 후 항암제 치료를 받았으며, '상황버섯'을 먹기도 했다. 그런데 그 프로그램은 유방암 환자의 완치 요인을 '상황버섯'으로 몰고 갔다. 상황버섯이 암을 낫게 했다고 하니까 방

청객들이 함성을 지르며 반색했다. 상황버섯이 암을 낫게 한다는 것은 객관적인 근거가 없는 거짓 정보인데도 말이다. 에디슨처럼 잠을 자지 않고 열심히 일한 사람 중에는 성공하지 못한 사람이 훨씬 많은데, 에디슨의 '대박' 이유가 잠을 자지 않고 노력했기 때문이라고 몰고 가는 것 또한 '상황버섯 유방암 완치 판정의 사례'와 같다.

우선 4시간 동안 내내 깊은 잠을 자는 것은 불가능하다(1장 '수면 단계에서 드러난 신의 한 수' 참조). 게다가 잠자는 시간을 줄이면 깊게 자는 구간이 가장 많이 줄어들기 때문에 숙면할 수 없다. 무엇보다도 뇌가 고도의 창의력, 즉 영감을 발휘하기 위해서는 충분한 수면 시간이 필수이다. 자는 동안 뇌세포는 찌꺼기를 청소하고 잡다한 신경망을 정리하는데, 핵심 정보를 추려내 가장 효율적인 영감을 만드는 토대를 마련하는 것이다. 잠을 자는 동안 몸이 아무 신체 활동을 하지 않는 것은 (그래서 인생의 낭비로 오해받기도 했지만) 뇌 내부의 활동에 집중하기 위함이다. 노력하지 않는다면 성공을 보장할 수 없겠지만, 잠을 자지 않고 노력한다면 오히려 실패할 가능성이 크다. '로또'에 당첨되는 것 말고는 말이다. 에디슨이 잠을 더 많이 자고, 잠을 많이 자는 사람과 일했다면 훨씬 더 훌륭한 발명품들이 나왔을 것이다. 역사에 가정은 금물이라지만.

에디슨의 '천재는 1%의 영감과 99%의 노력으로 이루어진다'는 명언은 의외로 논란이 많다. 에디슨이 살았던 당시는 2차 산업혁명으로 화학, 전기, 석유 및 철강 분야에서 기술 혁신이 이루어지며 새로운 부자들이 등장하기 시작했다. 부모에게 물려받은 것이 없는데도 자신의 힘만으로 전통적인 부자만큼이나 부를 이룬 사람들은 부러움의 대상이었고, 희망이었다. 그리고 그들에게는 천재적인 무엇이 있어야 했다. 그래서 천재에 대한 관심이 유달리 높았다. 에디슨의 명언이 엄청난 인기를 얻었던 것은 이런 시대적 배경과도 관련이 깊었을 것이다. 하지만 후대의 학자들이 조사해보니 에디슨의 명언은 독창적인 게 아니었다. 당시 유명한 강연자 케이트 산본Kate Sanborn이 '천재는 노력으로 이루어진다'는 문장을 먼저 사용했는데, '천재는 △△△이다'는 형식으로는 효시였다. 에디슨은 이 문장을 개조한 것으로 보인다. 에디슨의 발명품이 대부분 원래 있던 무엇을 개조한 것처럼 말이다.

독창성뿐 아니라 천재 구성 요소 비율에도 논란이 있다. 에디슨은 1898년 4월, 미국 여성저널The Ladies과의 인터뷰에서 "천재는 2%의 영감과 98%의 노력으로"라고 말했다. 1902년 미국 과학 저널Scientific American과 1904년 〈시카고 트리뷴Chicago tribune〉과의 인터뷰에서도 비율은 2:98이었다. 그런데 1901년 미국의 아이다호 Idaho 신문기자를 만났을 때는 착오가 있었는지 영감과 노력의 비율을 1:99로 말했다. 공교롭게도 이 비율이 지금까지 널리 알려지게 된 것이다.

가장 큰 논란은 해석에 있었다. 성공의 비결을 묻는 또 다른 기자의 질문에 에디슨은 "1%의 영감이 없으면 99%의 노력은 소용이 없다는 뜻으로 말한 것이오. 그 신문기자가 나를 노력하는 사람으로 미화하기 위해 진실을 잘못 전달한 것이오"라고 말했다는 기록이 있기 때문이다. 에디슨은 1919년 연설에서도 "99%의 지식은 소용이 없고, 1%의 지식만이 천재를 만들 수 있다"라고 말했다. 이것 또한 1%의 영감을 강조한 말로 해석되고 있다.[4] 그렇다고 에디슨이 노력의 가치를 폄하한 것 같지는 않다. 기발한 아이디어를 물건으로 만들어내려면 오랫동안 참고 견디는 인내력, 즉 99%의 노력이 필수적이라는 말을 여러 번 했으니까. 다만 분명한 것은 1%의 영감을 발휘하기 위해서는 물론이고 99%의 노력으로 실행하기 위해서라도 잠은 충분히 자야 한다는 것이다.

수면은 휴식이 아니다. 생체 대사의 에너지를 공급하기 위해 음식을 섭취하거나 근육의 발달을 위해 운동하는 것처럼 목적이 있는 신체 활동이다. 천재는 1%의 영감을 99%의 노력으로 실행하는 사람이다. 1%의 영감과 99%의 노력으로 실행할 수 있는 힘은 충분한 수면에서 나온다. 고로 천재는 잠을 충분히 자는 사람이다. 영감과 노력의 비율은 1:99이든 2:98이든, 아니면 다른 그 무엇이든 상관없을 것 같다. 어쨌거나 잠을 적게 자면 필패이다.

# 10분 운동이 1만 보 걷기보다
## 효율적이라고요?

(

잠을 효율적으로 잘 수 있느냐를 얘기하기 전에 최근 유행하는 효율적인 운동법에 대해 살펴보고자 한다. 효율적인 운동법을 들여다보는 과정에서 자연스럽게 효율적인 잠에 대한 해답도 얻을 수 있을 테니까 말이다. 얼마 전 하루 1만 보 걷기의 비효율성을 비판한 보도가 이어졌다. 하루 1만 보 걷기는 건강의 지름길이 아닌 어리석은 운동 방법이며, 1만 보 걷느라 시간을 낭비하느니 하루 10분씩 세 번 강도 높은 운동을 하는 편이 좋다는 뉴스들이었다. 우리나라 보도만 보면 해당 언론사가 자체적으로 기획한 뉴스처럼 보였다. 한국인 사례자가 등장하고 한국인 의사 인터뷰가 나오면서도 무엇을 인용했다는 말은 전혀 나와 있지 않았으니까.

이 뉴스는 영국공영방송국The British Broadcasting Corporation, BBC의 뉴스를 그대로 인용한 것이었다. BBC는 1만 보 걷기의 운동 효과를 점검하는 다큐멘터리를 만들면서 방송 날짜에 맞춰 예고편 형식의 뉴스를 내보냈는데, 이것을 국내 언론사가 인용 보도한 것이다. 국내 뉴스는 두 가지 점에서 아쉽다. 먼저 인용했을 때 기사 어딘가에는 인용의 흔적을 남겨야 하나 그러지 않았다. 그리고 BBC가 보도했더라도 맞는 내용인지, 반론의 여지는 없는지 추가로 취재해야 하는데 그러지 않은 듯 보였다. 이런 우리나라 언론 문화를 대단히 애석하게 생각하는 1인이지만, 그것을 논하는 자리가 아니므로 패스.

BBC는 자사 의학전문기자인 마이클 모슬리와 영국 셰필드 할람 대학 롭 코플랜드 교수팀이 공동으로 연구를 진행할 수 있도록 지원했다. 매우 바람직한 언론의 역할이라고 생각하며, SBS에서도 이런 기획이 이루어지기를 굉장히 소망한다. 같은(?) 의학전문기자로서 엄청나게 부럽다. 그럼에도 이 보도가 전달하는 '야마'(기자들끼리 쓰는 말로 기사의 주제를 뜻함)에 대해서는 냉철한 의견을 보낼 수밖에 없다. BBC와 영국 셰필드 할람 대학은 성인 100명을 모집한 후 두 그룹으로 나눠 한 그룹은 1만 보를 걷게 하고, 나머지 한 그룹은 하루 10분씩 숨이 찰 정도의 운동을 하도록 주문했다. 그리고 한 달 후 이들의 성과를 측정했다. 1만 보 걷기 그룹 참가자의 약 30%는 한 달 동안 하루 1만 보를 걷겠다는 목표를 달성하지 못했다. 하루 1만 보 걷기가 쉽지 않은 운동이라는 것이다. 하루 1만 보 걷기에 성공한 나머지 70%도 운동량을 측정해보니 하루 10분씩 숨이 찰 정도의 운동을 한 참가자보다 30%나 적었다.

연구팀은 이번 실험을 통해 운동 효과도 비교했는데, 체중 50 *kg* 인 사람이 1시간을 걸었을 때 소모되는 에너지가 200*kcal*로 측정되었다. 1만 보를 걷는 데 1시간 40분의 시간이 필요했고, 보행거리는 4~6*km*이며, 소모 열량은 약 300*kcal* 정도였다. 반면 하루 10분씩 고강도 운동을 세 번 한 사람은 소모 열량이 30% 정도 많아 400*kcal*에 근접했다. 결국 하루 1시간 40분 들여 1만 보를 걷는 것은 중간에 포기하는 일이 많고, 인내력 있게 수행한다고 하더라도 하루 30분 들여 고강도 운동을 하는 것보다 에너지 소모가 적은 그야말로 비효율적인 운동이라는 게 연구팀의 결론이었다. 공동으로 연구를 진행한 코플랜드 교수는 '고강도 운동을 통해 심장 박동 수를 높이면 당뇨, 심장병 등에 걸릴 위험이 낮아진다는 연구 결과도 있다'는 말을 덧붙였다. 이는 '1만 보 걷기보다 하루 10분씩 세 번 고강도 운동을 하는 게 효율적이라'는 뚱딴지같은 결과가 다른 연구에서도 있음을 주장한 것으로 판단된다.[5]

그러나 코플랜드 교수가 제시한 다른 연구는 1만 보 걷기와 하루 10분씩 세 번 고강도 운동을 비교한 조사가 아니다. 게다가 훨씬 더 많은 사람을 대상으로 더 오랜 기간 동안, 훨씬 더 정밀한 방법으로 진행한 다른 연구에서는 BBC 실험과 달리 1만 보 걷기는 매우 유용한 것으로 나타났다. 미국 국립암연구소가 총 65만 명을 대상으로 한 6편의 논문을 분석했더니 40세 이후 꾸준히 걸으면 수명이 최고 7년까지 늘어나는 것으로 나타났다. 하루 15분 이상 걸어도 수명 연장 효과가 있었는데, 많이 걸을수록 더 강하게 나타났다. 일주일에 75분 걸으면 수명이 1.8년 늘고, 7시간 걸으면 4.5년 늘어나는 것으로 조사되었다. 특히 체중이 정상인 사람이 지속적으로 걷기 운동을 할 경우 비만이면서 운동을 하지 않는 사람보다 수명이 7.2년이나 늘어나는 것으로 나타났다.

대만 국립보건연구소가 1996~2008년까지 13년 동안 416,175명을 대상으로 관찰한 연구에서도 하루 15분 이상 걷는 것이 사망률을 14% 낮추는 것으로 나타났다. 100명을 한 달간 관찰한 연구로, 100만 명 이상을 10년 넘게 관찰한 연구에서 입증된 걷기 운동을 비하하는 것은 나로서는 도저히 할 수 없는 일이긴 하다. 그래도 수긍하지 않을 가능성이 있어서 또 다른 연구 결과를 제시할까 한다.

미국 국립암연구소는 하루에 1시간씩 일주일에 7시간 이상 걷는 여성과 일주일에 채 1시간도 걷지 않는 여성을 대상으로 유방암 발생률을 비교했다. 하루 1시간 이상 걷는 여성은 걷지 않은 여성보다 유방암 발생률이 더 낮은 것으로 나타났는데, 걷는 속도에 따라 차이가 있었다. 빠를수록 유방암 예방 효과가 컸다. 시속 $4.8km$ 속도로 걸었던 여성은 유방암 위험도가 14% 낮았고, 시속 $7.2km$로 속도로 빠르게 걸었던 여성은 유방암 위험도가 25%나 더 낮았다. 다만 연구팀은 당시에 걷는 것이 왜 유방암 위험도를 낮추는지 똑 부러지게 설명할 수 없었다. 걸으면 에스트로겐이 유방암 세포를 자극하는 것을 억제하기 때문이라고 추정했을 뿐이었다.

에스트로겐과 세로토닌 그리고 멜라토닌의 상관관계가 더 구체적으로 밝혀진 지금은 명확하게 설명할 수 있다. 낮에 시간을 들여 걸었다는 것은 햇빛을 받아 충분한 세로토닌이 만들어지고, 이것을 재료로 멜라토닌 역시 잘 만들어졌으며, 멜라토닌은 에스트로겐을 억제해 유방암 발생률을 감소시켰다는 도식을 어렵지 않게 내놓을 수 있다. 몸의 호르몬 균형을 회복하려면 충분한 시간이 필요하다. 짧은 운동으로 대신하기 어렵다. 걷는 것과 암 위험도와의 관계는 전립선암과 대장암에서도 확인되었다.

BBC의 결론이 성급했다는 것을 입증할 수 있는 결정적인 자료는 또 있다. 미국 피츠버그 대학이 진행한 걷는 것과 치매에 관한 연구이다. 미국 피츠버그 대학 연구팀은 일주일에 $10km$ 이상 걷는 사람의 뇌를 MRI로 촬영해 별로 걷지 않은 사람의 뇌와 비교해봤다. 많이 걷는 사람은 인지 기능에 관여하는 뇌의 전두엽이 평균 16%나 큰 것으로 나타났다. 그 결과 치매 위험도가 44%나 낮았다.

이 연구 결과의 이유를 설명하려면 뇌 운동의 역사를 들여다볼 필요가 있다. 뇌와 신체를 별개의 것으로 생각했던 적이 있었다. 스티븐 호킹처럼 루게릭병으로 불편한 신체를 갖고 있어도 일반인은 상상할 수도 없는 천재적인 우주 개념을 정립한 과학자가 있는가 하면, 수십 억 원의 연봉을 받는 운동선수가 수학 문제에는 맥을 못 추는 사례가 있으니 말이다. 뇌세포를 활성화시키는 두뇌 운동이 따로 있으며 '100에서 연속해서 7 빼기(100-7=93, 93-7=86, 86-7=79…)'처럼 집중해야 풀어낼 수 있는 수학 문제를 좋은 두뇌 운동의 한 예시라고 여겼었다. 그러나 그 개념은 틀렸다. 노인들이 '100 빼기 7을 꾸준히 연습하면 치매를 예방할 수 있다'

는 얘기가 실제로 과거에 있었는데, '100 빼기 7'은 치매 위험도 자체를 낮추지 못했다. 다만 치매에 걸리더라도 '100 빼기 7'의 단순한 연산만 다른 치매 환자보다 잘할 뿐이었다.

뇌기능 MRI로 분석해보면 이유를 명확하게 알 수 있다. 치매는 뇌세포에 혈액이 활발하게 돌아다니면서 영양분을 공급하고 찌꺼기를 가져가야 예방할 수 있는데, 수학 문제를 풀 때는 계산에 관여하는 좁은 부위의 뇌 영역만 활성화될 뿐이다. 반면 양 손가락을 움직여보면 수학 문제를 풀 때보다 몇 배 넓은 영역의 뇌가 활성화된다. 손가락을 움직이기 위해서는 더 많은 뇌 부위가 필요하기 때문이다. 신체를 사용하지 않고 두뇌로만 하는 계산은 제아무리 어려워도 신체 운동을 할 때보다 뇌가 활성화되지 않는다. 뇌 운동과 신체 운동이 따로 있는 게 아니라, 신체 운동이 뇌 운동인 것이다.

특히 걷기처럼 다수의 관절과 근육을 사용하는 운동을 할 때 특수 장치로 뇌를 들여다보면 뇌 전체가 골고루 활성화되는 것을 확인할 수 있다. 걸을 때는 팔다리 근육은 물론 복근, 척추 근육 등 150개가 넘는 근육과 이에 연결된 관절을 사용하기 때문이다. 사용하는 부위가 많은 운동일수록 활성화되는 뇌의 영역이 넓어진다. 약수터에서 일명 '아저씨 혹은 아주머니 걸음'이라고 불리는 앞뒤로 손뼉을 치면서 걷는 운동은 뇌를 자극하는 근육의 수를 늘려 그만큼 뇌 보호 효과를 크게 하는 지적인 운동이다. 아저씨나 아주머니를 희화화하는 코미디의 소재로 사용하는 대신, 젊은 이들에게도 적극 권장해야 한다.

걸을 때 사용하는 많은 근육을 순서대로 움직이고 위치 변화에 따라 근육 강도를 적절하게 조절하려면 소뇌를 비롯한 뇌의 여러 부위를 골고루 활용해야 한다. 운동을 잘하는 사람은 뇌가 좋은 것이고, 온몸을 사용하는 운동을 자주 하는 사람은 뇌 보호를 잘하고 있는 것이다. 운동은 뛰어난데 수학 문제에 쩔쩔매는 것은 계산을 담당하는 아주 작은 부위의 뇌가 발달하지 못한 것뿐이다. 다시 강조하지만 10분 운동을 아무리 효율적으로 한다고 해도 100분 1만 보 걷기를 능가할 수 없다.[6]

1960년대 초 1만 보 건강론을 주창했던 일본 규슈보건대 요시히로 히타노 교수는 하루 1만 보 걷기가 비만을 예방해주는 이유로 '1만 보 걷기의 칼로리 소모량'을 들었다. BBC의 1만 보 불효용론은 히타노 교수의 주장을 반박하는 데서 시작한 것으로 보인다. 칼로리 소모량으로만 보면 1만 보 걷기보다 하루 30분 고강도 운동이 더 크고, 그래서 비만 예방에 더 효과적이라는 논리이다. 이런 BBC의 논리에 동의하지는 않지만, 그래도 칼로리 소모량에만 국한시켰다면 이 기사를 접했을 때 허탈함까지 느끼지는 않았을 것이다. BBC와 이를 인용한 국내 언론은 효율성이라는 단어를 사용했는데, 100분 동안 걸으면서 사용한 근육과 관절이 뇌를 골고루 활성화시키는 1만 보 걷기를 고작 30분의 운동으로 능가할 수 있다는 것은 아무리 너그러운 마음을 먹는다고 해도 용납하기 어려운 주장이다. 효율성을 정말로 섣불리 적용한 사례라고 할 수 있다. 특히 걷기의 뇌 보호 효과는 짧은 운동으로 대체할 수 없다.

수면은 존재 목적 자체가 뇌를 보호하기 위함이다. 효율성을 논하기 가장 어려운 분야이다. 1만 보를 걷는 것처럼 묵묵하게 주어진 시간을 자야만 뇌가 수면을 통해 목적한 바를 이룰 수 있다. 짧은 시간에 깊은 잠만 잘 수 있다는 말이 애당초 불가능한 거짓임을 살펴보자.

# 자는 시간을 줄이면
## 깊게 자는 시간만 줄어든다

책상에 앉아 있는 시간이 길다고 공부를 잘하는 것은 아니다. 집중력 있게 공부하는 학생은 느슨하게 오랫동안 공부하는 학생보다 성적이 낫다. 집중력은 실제로 두뇌를 사용하는 많은 영역에서 효율성의 차이를 나타낸다. 수영을 배우는 것, 자전거를 타는 것, 언어를 습득하는 것도 얼마나 집중력을 발휘하느냐에 따라 높은 수준에 오르는 데 걸리는 시간이 달라진다. 집중력을 발휘해 효율성을 높이는 일은 분명히 존재하는 두뇌 활동의 영역임을 인정한다.

잠을 자는 것도 효율성을 높일 수 있다고 설파한 학자가 있다.

《3시간 수면법》의 저자인 후지모토 겐고는 수면 시간이 짧다고 해서 능력이 저하되는 것도 아니고, 피로가 회복되지 않는 것도 아니라고 주장했다. 만약 문제가 있다면 그것은 잠이 부족하다고 생각하는 불쾌감이나, 좀 더 자고 싶다는 불만감이 남아 있는 것일 뿐이라고 했다. 수면 시간이 많아지면 호흡이 얕아지고 체내 산소가 부족해지면서 두뇌의 움직임이 둔해지고 전신이 나른해지는데, 이 때문에 오히려 혈액순환이 나빠지게 되어 건강에 해롭다는 것이다. 그는 수면 사이클을 잘 활용해 깊은 잠만 짧게 자는 게 건강 비법이라고 역설했다.[7] 짧게 자면서 늘어나는 각성 시간에 연구를 하거나 언어를 배운다면 성공할 가능성이 커질 것 같고, 실제로 몇몇 위인전이나 성공 다큐멘터리에 나오는 사람들의 성공 요인으로 꼽히기도 해서 귀가 솔깃했던 이론이다. 그러나 이는 맞지 않다. 잠을 자는 것은 깊은 연못에 들어가는 것과 같은 원리이기 때문이다.

연못 한가운데 깊은 곳으로 들어가기 위해서는 연못 가장자리 얕은 곳부터 걸어 들어가야 하고, 나올 때도 한 걸음 한 걸음 가장자리를 향해 걸어 나와야 한다. 얕은 잠을 거쳐야만 깊은 잠으로 진입할 수 있고, 깊은 잠에서 깰 때도 얕은 잠을 지나야만 한다. 연못에 머무는 시간이 충분해야 연못 한가운데서 한참 동안 머물다 올 수 있다. 시간을 줄여야 한다면 당연히 연못 한가운데 깊은 곳에 머무는 시간을 줄일 수밖에 없다. 수면에 진입하기 위해 보고 듣고 맛보고 느끼는 감각신경과 자극에 반응하는 운동신경의 스위치를 순서대로 끄는 과정을 생략한 채 깊은 잠으로 빠질 수 없다. 이 사실은 2017년 미국 수면학회에서 수치로 입증되었다.

깊은 잠의 비율이 전체 수면 시간의 20%를 넘어야 좋은 잠이라고 하는 경우도 있다. 하지만 나이가 들수록 깊은 잠의 비율은 정상적으로 줄어들기 때문에 (혈압도 나이가 들수록 정상적으로 높아지는 것처럼) 딱히 정의를 내리기가 어려웠다. 2017년 보스턴에서 열린 미국 수면학회AASM와 수면연구회SRS의 연례 학술대회에서 의료기기 회사Fitbit 소속 코너 헤네건Conor Heneghan 박사는 평균적으로 깊은 잠의 비율이 얼마나 되는지, 그 비율은 나이가 들면서 얼마나 달라지는지에 대한 조사 결과를 발표했는데, 이 자료를 통해 나이에 따라 어느 정도가 평균인지 가늠할 수 있게 되었다.

의료기기 회사는 수면의 단계를 측정할 수 있는 자신의 제품을 이용해 2010년부터 측정된 40억 건 이상의 야간 수면 데이터로부터 전 세계 수백만 명의 수면 양상을 분석했다. 전체적으로 보면 7~8시간을 자는 사람은 수면의 50~60%가량이 얕은 잠이고,

10~15%는 깊은 잠, 20~25%는 렘수면인 것으로 나타났다. 이 조사에서 가장 이목을 끈 사실은 5시간 이하로 잠을 적게 자는 사람에서는 깊은 잠의 비율이 가장 크게 줄었다는 것이다. 깊은 잠만 짧게 잘 수 있다는 방법은 거짓임이 다시 한 번 확인된 셈이다. 연령별로 보면 13~22세 연령층은 평균 6시간 57분을 자고, 그중 17%가 깊은 잠이었다. 52~71세 연령층은 평균 6시간 33분으로 가장 짧게 자고, 깊은 잠도 13%로 가장 낮았다. 여성은 수면이 남성보다 25분가량 길고, 렘수면의 비중도 높았다. 50세에 이르면 그 격차가 더 커졌는데, 여성이 남성보다 더 잠을 많이 자야 한다는 기존의 이론과 일치했다.[8]

지금까지 수많은 수면 연구가 가리키고 있는 적정 수면의 양은 8시간이다. 2017년 한국과 캐나다의 공동 연구에서도 어김없이 적정 수면 시간은 8시간으로 나타났다. 공동 연구팀은 한국인 3만 명을 대상으로 수면 시간이 심장병에 어떤 영향을 미치는지 조사했다. 고혈압, 당뇨병과 같은 심혈관계 질환에 영향을 미치는 요인을 일일이 보정했고, 수면 시간에 따라 7시간 미만, 7~9시간 사이, 9시간 초과 그룹으로 나눈 후 심장의 건강 상태가 어떤지 직접 심장 초음파로 확인했다. 7시간 미만으로 잠을 자는 사람은 그렇지 않은 사람보다 심장벽이 뚱뚱해질 위험성이 30%나 더 높았다.[9] 심장벽이 두꺼워지면 심장은 피를 원활하게 공급하지 못해 뇌졸중 위험이 커지면서 심장 자체가 정지할 확률도 높아진다. 연구팀은 잠을 적게 자는 것이 자율신경계의 부조화를 일으키기 때문인 것으로 분석했는데, 자율신경계가 리세팅하려면 8시간(적어도 7시간)이 필요하다는 뜻이다.

자율신경계는 사람의 의지대로 움직일 수 없는, 자기 마음대로 작동하는 신경계를 일컫는다. 동공의 크기를 조절하거나 장을 움직이고 땀을 내는 데 관여하는 신경으로, 교감신경과 부교감신경으로 나뉜다. 교감신경과 부교감신경은 길항작용, 즉 서로 반대되는 역할을 한다. 교감신경은 위험 신호가 감지되었을 때 작동하고, 부교감신경은 평화로운 상태에서 활성화된다. 예를 들어 전쟁터에 나간 군인은 적군이 있는지 잘 살피기 위해 동공이 커져야 하고, 재빠르게 몸을 움직이려면 근육에 충분한 피가 공급되어야 하므로 심장은 빨리 뛴다. 총탄이 빗발치는 상황에서 음식을 먹는 것처럼 한가로운 행동은 생명을 위협할 수 있기에 교감신경은 위장관 기능을 떨어뜨린다. 교감신경은 위기의 순간에 생명을 구하는 역할을 담당하지만, 스트레스 호르몬을 분비시켜 피로감을 쌓이게 한다.

부교감신경은 교감신경이 위기 순간에 벌여놓았던 일들을 차분하게 정리하는 역할을 한다. 커졌던 동공을 작게 하고, 심장 박동도 안정화하며, 위장관 기능을 활성화시킨다. 교감신경과 부교감신경 모두 생명 유지를 위해 존재하는데, 부교감신경보다 교감신경이 활동하는 시간이 많으면 그만큼 스트레스가 많이 쌓인다. 이럴 때 교감신경을 쉬게 하고 부교감신경을 활성화시켜 자율신경계의 균형을 잡는 게 바로 수면이다. 잠을 적게 자면 부교감신경이 심장을 회복시킬 수 있는 시간이 줄어들고, 그것이 쌓이면 심장근육세포가 과대해지면서 심장벽이 두꺼워져 심장 속 펌프가 작동을 못하는 치명적인 결과로 이어지는 것이다. 자율신경계의 균형을 위해서는 적어도 7시간의 수면 시간이 필요하다는 게 한국과 캐나다 공동 연구의 결과인 셈이다. 결국 적정 수면 시간만큼 자는 것보다 효율적으로 자는 방법은 없다.

적정 수면 시간은 나이에 따라 달라진다. 최근 미국 수면재단 National Sleep Foundation은 주요 연령대별 권장 수면 시간을 수정해 발표했다. 신생아(0~3개월) 14~17시간, 영아(4~11개월) 12~15시간, 유아(1~2세) 11~14시간, 미취학 연령아동(3~5세) 10~13시간, 취학 연령아동(6~13세) 9~11시간, 10대(14~17세) 8~10시간, 청년(18~25세) 7~9시간, 성인(26~64세) 7~9시간, 노인(65세 이상) 7~8시간이다. 여기서 꼭 기억해야 할 게 있다. 적정 수면 시간은 생체시계의 밤을 기준으로 한다는 것이다. 낮에는 적정 수면 시간만큼 자더라도 충분한 시간 동안 깊은 잠에 머무를 수 없기 때문이다. 밤에 잘 수 없는 야간 근로자에게는 애석한 일이지만, 밤잠을 대신할 수 있는 의학적 방법은 발견되지 않았다.

# 7개의
# 수면 위생 수칙

(

잠자리 환경을 잘 만들어야 숙면할 수 있다는 개념이 수면 위생 sleep hygiene 이다. 수면 위생은 멜라토닌 활성화 방법으로 정의될 수 있다. 멜라토닌 활성화 방법은 4장 '멜라토닌할지어다'에서 심도 있게 다루었다. 하지만 기존에 알려진 수면 위생에 관한 수칙이 많고, 과거에는 수면에 도움을 준다고 생각했던 항목이 연구가 진행되면서 오히려 수면에 방해되는 항목으로 바뀐 것도 있으며, 현재 논란 중인 것도 있어서 간단하게 정리해보고자 한다. 예를 들어 10년 전에는 '낮잠을 잠깐 자라'는 것이 수면 위생에 포함되어 있었다. 지금은 정반대로 '낮잠을 자지 말라'는 것으로 바꿔였다. 기존에 알려진 수면 위생 수칙 중 교정해야 할 것과 꼭 알아야 할 것을 딱 7개만 골라보았다.

① 낮잠을 피하라. 낮잠을 자지 않는 것을 원칙으로 하되 너무 졸려 일에 지장이 있을 것 같을 때는 30분 이내로 낮잠을 자야 한다. 30분 이상의 낮잠은 충분하지 않았던 야간 수면을 만회할 수 없을 뿐 아니라, 생체시계를 어지럽혀 밤잠을 못 자게 해 불면의 원인이 될 수 있다.

② 카페인과 니코틴, 술처럼 뇌를 자극시키는 물질은 피하라. 술은 1단계 수면으로 진입하는 것을 촉진시켜 빨리 잠을 자게 하는 효과가 있다. 하지만 그 이후에는 체내에서 술을 분해하는 과정이 진행되면서 깊은 잠으로 연결되는 것을 방해한다.

③ 10분 동안 유산소 운동을 하라. 걷기, 자전거 타기 같은 유산소 운동을 자기 전에 10분 정도 하는 것은 깊은 잠을 자는 데 도움을 준다. 하지만 근육의 최대 강도를 사용하는 강렬한 운동을 밤에 하는 것은 효과가 사람마다 다르게 나타날 수 있다. 수면에 도움을 받는 사람도 있는 데 반해, 방해를 받는 사람도 있다.

④ 과도한 음식을 피하라. 기름에 튀긴 곡류와 매운 음식, 신맛을 내는 과일과 당음료를 자기 전에 섭취하는 것은 소화 불량을 일으킬

뿐 아니라, 위식도 역류를 일으켜 수면에 방해를 줄 수 있다.

⑤ 낮에 햇빛을 받아라. 밤에 수면을 유도하는 멜라토닌 호르몬은 낮에 햇빛을 받아야 활성도가 높아진다. 밤잠은 낮의 햇빛에서 시작되는 것임을 기억할 필요가 있다.

⑥ 조명을 최대한 어둡게 하라. 낮과 달리 밤의 빛은 멜라토닌 활동을 방해해 깊은 수면 단계에 진입하는 것을 어렵게 한다. TV 빛은 물론 스마트폰 액정 화면 빛도 수면을 방해한다. 눈을 감고 있어도 눈의 망막세포에 도달한 빛은 뇌로 전달되어 호르몬 균형을 깨뜨릴 수 있다.

⑦ 일정한 시간에 일어나라. 아침에 일어나는 시간이 90분 이상 들쭉날쭉한 사람은 30분 이내로 일정한 사람보다 숙면 시간이 짧고, 그로 인해 비만 위험도가 높아질 수 있다.


대학생 시절 고등학생을 대상으로 과외 아르바이트를 꽤 했을 때 일이다. 가르치고 배우는 사이라지만 둘 다 중간·기말 고사를 치러내야만 하는 처지라 그때마다 동병상련이었다. 지친 모습으로 고등학교 2학년 학생의 방을 들어섰을 때 그의 책상 앞에 놓인 이상한 안경과 이어폰이 눈에 띄었다. 무엇이냐고 물었더니 기억력과 수면을 도와준다는 '엠씨스퀘어'란다. 가만히 보니 TV 광고에서 본 듯했다. 지친 마음 반 호기심 반으로 한번 해봐도 되냐고 물었다. 그 녀석은 흔쾌히 내어주었고, 나는 그해 기말고사가 끝날 때까지 이상한 안경과 이어폰을 착용하고 잠자리에 들었다. 왠지 잘 잔 것 같은 기분은 플라시보 효과 때문이라고 생각했지만, 그 녀석의 배려심에 그것은 추억으로 자리 잡았다.

뜻밖의 외신 기사를 접한 것은 10년쯤 뒤인 2006년이었다. 미국 워싱턴 대학 토머스 버진스키Thomas Budzynski 교수가 자신의 학생들에게 리드미컬한 빛과 소리를 들려주는 장치를 착용하게 했더니 성적이 향상되었다는 기사가 스탠포드 대학 뉴스에 실린 것이다.[10] 그러나 이것이 우리나라 엠씨스퀘어로 한 연구라는 것은 생각조차 하지 못했다. 이듬해 미국 토머스 제퍼슨 대학이 기억력과 집중력 향상에 도움을 준다는 연구 결과를 국제 논문에 게재했을 때 비로소 우리나라 제품임을 알 수 있었다.[11] 이후 여러 연구에서 리드미컬한 자극이(국내 제품은 아니지만) 깊은 수면의 파형을 유도해 수면과 기억력 향상에 도움을 준다는 사실이 확인되었다. 그렇다면 왜 리드미컬한 자극은 수면에 도움을 주는 것일까? 이에 대해 여러 가설이 있는데, 가장 눈길을 끄는 것은 이른바 '자궁 가설'이다. 자궁 안에서 태아는 엄마의 리드미컬한 심장 소리를 끊임없이 들으며 안정한 상태로 자라는데, 태어난 후에 그런 비슷한 소리가 들리면 자궁 속 안정감이 되살아나 잠을 잘 잘 수 있다는 가설이다. 아기에게 진공청소기 소리를 들려주면 울음을 멈추는 것도 같은 원리라고 하지만, 이 신비한 가설은 아직 근거가 부족하다. 그보다는 신경을 거스르지 않는 리드미컬한 소리가 신경을 거스르는(문이 '삐걱'하거나 차가 '빵빵'거리는) 소리를 차단해 수면에 도움을 준다는 가설이 더 우세하다.

그러던 2017년 미국 하버드 대학은 주목할 만한 연구 결과를 발표했다. 건강한 성인 18명을 대상으로 한 임상시험에서 리드미컬한 소리 자극이 수면 유도를 38% 향상시켰는데, 그 효과가 수면 유도제 2mg과 같은 것으로 나타났다. 수면 유도제와 달리 심각한 부작용이 아직 보고되지 않은 소리 자극은 불면증 치료 대안으로 고려해야 한다는 의견도 개진했다.[12] 리드미컬한 자극은 뇌의 혈류를 증가시키고, 깊은 수면파를 유도한다는 게 확인되었는데, 앞으로 기대되는 수면 의학 분야라고 할 수 있다.

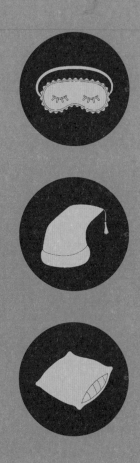

# 6장

# 꿈은 아직도
# 꿈꾸고 있다

# 꿈은
# 자유 공간이다

중학교 때 탤런트 김 모 씨를 참 좋아했다. 실은 사춘기 시절 첫 짝사랑이었다. 뚜렷한 이유를 찾을 수는 없었지만, 그녀가 라디오를 진행했을 때부터 시작되었던 것 같다. 라디오에서 들려오는 그녀의 침착한 속삭임은 오로지 나만을 위한 것인 듯했다. 그러던 어느 날 여전히 생생하게 기억되는 꿈을 꾸었다. 나는 하얀 블라우스에 청바지를 입고 긴 생머리를 한 여성과 손을 잡은 채 공원을 걸었다. 분명 알지 못하는 여성인데, 꿈에서는 연인이었다. 꿈에서 꿈일지도 모른다는 생각이 들긴 했다. 난생처음 본 다정한 성인 여성과 중학생인 나는 손을 꼭 잡았다. 잠에서 깬 후 한참 동안 꿈을 생각했다. 그리고 손을 코로 갖다 대고 혹시 남아 있을지도 모르는 향기를 추적했다. 안타깝게도 땀 냄새뿐이었다. 이상한 점은 꿈에서 깬 직후 탤런트 김 모 씨가 떠올랐다.

동서양을 막론하고 꿈으로 가장 유명한 사람은 지그문트 프로이트일 것이다. 그의 저서 《꿈의 해석》은 읽지는 않아도 어디서 빌려 들고 다녀야 지성인처럼 보인다고 여겼을 정도였다. 나는 프로이트의 저서를 읽으며 그가 세기의 천재라는 것에 동의하지 않을 수 없었다. 그가 말하는 무의식과 의식의 경계를 현대 해부학으로 명확하게 구분하지 못하고, 그가 제안했던 무의식의 3단계인 자아ego, 초자아superego 그리고 원자아id도 근거를 찾을 수 없는 뜬구름 같은 얘기인데도 그가 주장하는 논리를 반박할 수 없었다. 과장이 다소 있고 지나친 단순화를 했다는 비판이 있는 게 사실이지만, 뉴턴의 만유인력의 법칙도 현대 물리학으로 들여다보면 과장과 지나친 단순화이니까.

뉴턴의 법칙이 적용되는 세상에서는 빛의 속도에 2배가 넘는 것을 관찰할 수 있어야 한다. 그러나 아인슈타인의 상대성 이론에서는 질량이 있는 물체는 빛의 속도에 도달할 수 없다는 공식이 세워졌고, 현재까지 빛의 속도를 뛰어넘는 물체는 관찰되지 않았다. 또한 뉴턴은 물체의 속도가 빛의 속도만큼 빠르면 그 물체가 지나가는 공간이 휘어진다는 점을 간과하기도 했다. 그렇다고 뉴턴을 현대 과학의 관점에서 평가절하하는 것은 의미 없는 일이다. 물리학을 한 단계 끌어올린 당대 최고의 과학자인 것은 분명하다. 다만 지금까지 뉴턴의 법칙에 모든 것을 의지해서 현실세계를 분석하는 것은 뒤떨어진 일일 수 있다. 이것이 프로이트에 대한 나의 입장이다. 당대 정신의학을 한 단계 끌어올린 천재 의학자이며, 그의 업적은 존경받아 마땅하다. 하지만 모든 정신세계를 그에게 의지해서 분석하는 것은 시대에 맞지 않는 일일 수 있다.

그럼에도 정신분석을 전공하는 정신건강의학과 전문의들은 지금도 프로이트의 정신분석이 환자 치료에 도움이 된다고 말하니 그의 천재성이 대단하다고 말할 수밖에 없다. 그는 뇌를 분석하는 뇌기능 MRI나 PET CT 없이 인간 행동의 동기를 분석해냈다. 당시 그가 할 수 있는 연구는 그를 찾아오는 환자와 주변 사람의 얘기를 듣고 그들의 행동을 관찰하며 추론하는 것뿐이었다. 그의 정신분석학 이론이 100년 가까이 지난 현대에서 환자 치료에 도움이 되는 것은 그의 뛰어난 관찰력과 상상력 덕분일 것이다.

중학교 때 꾸었던, 하지만 여전히 생생한 탤런트 꿈을 프로이트의 시각에서 분석해볼까? 프로이트는 꿈을 자유로운 욕구의 해소 공간으로 보았다. 프로이트는 깨어 있을 때 억압할 수밖에 없는 욕구들을 충족시키는 정신 작용이 꿈이라고 했다. 하고 싶지만 여러 현실적인 이유로 하지 못하던 것을 꿈이 대신 해준다는 것이다. 꿈이 아닌 현실에서 그 욕구들을 실현했다가는 안전을 위협받거나, 도덕적 비판을 받을 수 있기에 꿈을 통해 실현된 욕구는 다른 사람에게 말하기 민망한, 혹은 자신에게도 당혹스러운 본능적이고 이기적이며 유치한 것이라고 분석했다.[1] 프로이트는 이런 억압적 욕구들은 의식 세계에 한번 들어왔다가 쫓겨날 수도 있지만, 아예 발을 못 붙일 수도 있다고 했다. 다만 이런 욕구들은 너무나 강력해서 기회가 주어지면 무의식 세계를 탈출해 의식의 담을 넘어 분출하려고 하는데, 잠을 자는 동안 자아의식의 담이 낮아진 틈을 타 꿈으로 나오는 것이라고 했다. 프로이트는 꿈을 욕구의 해우소라고 정의하며, 꿈이야말로 인간의 자유를 맘껏 실현시킬 수 있는 공간이자 장치라고 생각했다.

 탤런트 김 모 씨의 손을 잡고 싶은 본능적인 욕구를 현실에서 직접 실현시켰다가는 김 모 씨 매니저에게 혼쭐이 나거나, 다행스럽게 '걸음아 나 살려라' 하고 잘 도망쳐 위기를 모면했다고 하더라도 나중에 같은 반 친구들이 알게 되어 놀림당할 우려가 있다. 그것을 간파한 영악한 중학생은 그 욕구를 무의식의 감옥에 구속시켜 놓았다가 '꿈은 자유다' 하며 꿈으로 해소했다는 게 프로이트 관점의 해석이다.

프로이트는 꿈이 현실에서는 실현 불가능한 자유와 쾌락의 공간이지만, 그래도 룰이 있다고 보았다. 쾌락의 욕구들이 자유롭게 날것 그대로 나타날 경우 너무 충격적이라서 수면에 방해가 될 수 있고, 혹시 깨어서 기억할 경우 자괴감에 빠질 우려가 있어 욕구들을 검열한 후 점잖게 왜곡시켜서 꿈에 등장시킨다고 했다. 꿈에 등장한 욕구가 민망했다면 본래 욕구는 훨씬 더 민망하다는 의미이다. 예를 들어 성적인 욕망이 억압되어 있을 때 꿈에서는 그것을 직접적으로 충족시키기보다는 다리를 쓰다듬는다거나 코를 만지는 식으로 나타난다는 것이다. 꿈에서는 김 모 씨의 손을 잡았으나, 본래 욕구는 훨씬 앙큼한 것이었다는 게 프로이트의 분석이다. 위험하고 바람직하지 않은 욕구들을 꿈을 통해 잘 해소해왔기에 현실에서 내가 모범생으로 친구들에게 존경만 받으며 살 수 있었다는 게 탤런트 꿈에 대한 프로이트 해석의 최종 결론이었으면 좋겠지만.

프로이트와 같은 세대를 살았으며, 정신건강의학을 전공하는 사람에게는 프로이트만큼 유명한 칼 융이라는 정신분석학자가 말한 꿈에 대해서도 살펴보자. 융은 프로이트의 가장 촉망받는 제자였다. 오스트리아 빈에서 유대인이었던 프로이트를 구심점으로 유대인 제자들이 모여 정신분석학을 전 세계에 전파하고 있을 때 융은 비 유대인데도 프로이트의 제자로 받아들여졌고, 다른 유대인 제자들을 제치고 프로이트의 지원을 받아 초대 정신분석학회 회장 자리까지 올랐다. 하지만 그는 프로이트 학파에게는 신앙과 같은 무의식에 대해 프로이트와 다른 견해를 펼쳤다. 그것이 프로이트에 대한 반항으로 받아들여져 결국 프로이트와 결별해야 했다.

융은 대표적인 저서 《무의식이란 무엇인가》를 프로이트와 다른 자신만의 정신분석학 이론을 설명하는 방식으로 썼는데, 자신이 프로이트보다 한 수 위라는 것을 주장하기 위함이었다. 꿈에 대해서도 융은 프로이트의 해석과 달리했다. 꿈을 욕구의 해우소로 여겼던 프로이트와 달리 의식을 교정하는 과정이라고 정의했다. 현실세계에서 받아들인 정보를 의식 세계에서는 모두 기억하지 못하지만, 무의식 속에 남겨두었다가 필요할 때 꿈을 통해 정보를 제공받는다고 생각했다. 꿈에 나타난 모르는 사람은 정말 모르는 사람이 아니라 현실세계에서 봤으나 기억하지 못하고 있던 사람이며, 그에 대한 정보가 필요한 시기에 꿈에 나타난 것이라는 해석이다. 꿈은 의식에 충분한 정보를 제공하면서도 의식을 교정하고 거듭나게 하는 자궁과 같은 역할을 한다고 설명했다. 의식이 외부 세계에 적응하느라고 소홀히 하거나, 무시해버린 것들을 무의식이 따로 챙겨서 꿈을 통해 의식 세계에 넣어주는 것이라고 보았다.

탤런트 김 모 씨와 손을 잡는 꿈을 융의 이론으로 해석해본다면 공부만 하느라 인간관계에 소홀했던 중학교 때 나의 현실세계를 무의식은 우려했던 것이다. 그러다가는 인간미 없는 똑똑이가 될 테니까. 꿈을 통해 사람과 손을 잡을 때의 따뜻함을 느끼면서 사람들과 어울리는 것이 혼자 공부하는 것보다 소중하다는 점을 깨닫게 한 것이다. 융은 꿈이 정신세계의 균형을 잡아주는 과정이라고 정의했으니까 말이다.[2]

꿈을 프로이트의 시각으로 해석하면 민망하지만 재미있다. 융의 시각으로 해석하면 재미는 떨어지지만 자부심이 느껴진다. 꿈에 대해 프로이트와 융의 시각은 조금 달랐어도 꿈이 현실과 밀접한 관련이 있다는 것은 두 천재의 공통된 생각이었다.

# 깨어서 하루 살고
## 꿈에서 하루하루 또 살다

유명한 피아노곡 〈엘리제를 위하여〉가 짧게 방송으로 울려 퍼진다. 베토벤의 명곡이지만 학교에서는 수업의 시작과 끝을 알리는 신호이다. 나는 오른손에 영어 교과서를 들고 교실로 향했다. 초등학교 6학년쯤으로 보이는 20명 정도의 아이들이 조용히 학년 마지막 수업의 시작을 기다리고 있었다. 반에서 1등인 학생은 초등학교 동창의 딸인 것 같았다. 그 아이에게 지난 시간까지의 진도를 물었다. 아뿔싸! 교과서의 절반을 펼치며 가리킨다. 한 학기가 다 끝나도록 아직 교과서의 절반도 채 가르치지 못했다. 1시간 만에 영어 교과서의 절반을 가르치는 것은 불가능하다. 또 아뿔싸! 교실 뒤에는 아이들의 부모까지 지켜보고 있다. 아마도 시범 수업이었던 모양이다. 나는 왜 그동안 영어 진도 나가는 것을 게을리했을까? 망연자실하고 있을 때 휴대전화 알람이 울렸다. 다행히 꿈이었다.

프랑스 리옹 대학에는 꿈을 연구하는 뇌과학연구소가 있다. 최근 꿈에 관한 새로운 연구 결과를 발표했는데, 꿈의 재료에 관한 것이었다. 일반적으로 꿈은 과거 기억이 가공된 것이라고 생각해 왔다. 미래에 일어날 일을 암시하는 예지몽(학계에 객관적으로 보고되기도 해서 미신이라고 단정 지을 수 없다)도 과거 정보를 토대로 '예지'가 만들어지는 것으로 보기에 예지몽의 재료 역시 과거라고 할 수 있다.

연구팀은 도대체 어떤 과거가 꿈의 재료가 되는지 궁금했다. 40명의 참가자들에게 일주일 동안 잠에서 깨어나자마자 꿈과 관련된 과거의 일상에 대해 기록하도록 했다. 참가자들은 일주일 동안 평균 6.2개, 40명이 총 247개의 꿈을 꾸었다. 그중 40%는 꿈꾸기 바로 전날의 일상이 꿈의 재료였던 것으로 나타났다. 26%는 꿈꾸기 이틀 전부터 한 달 사이에 경험한 일들과 관련된 것이었고, 18%는 한 달 전부터 1년 전 사이에 있었던 일들이었다. 1년보다 더 오래되었더라도 크게 기뻐하거나 깜짝 놀라는 등의 강한 감정을 일으켰던 경험은 꿈의 재료로 사용되었지만 빈도는 매우 낮았다. 이 연구에서 가장 많이 사용된 꿈의 재료는 꿈꾸기 바로 전날의 평범한 일상이었다.[3] 오늘 하루가 내일 새벽꿈에서 또 오늘로 등장하는 것이다. 깨어서 하루하루를 살듯 꿈에서도 하루하루를 또 사는 것은 아닐까?

내가 영어 교사가 되는 꿈을 꾸기 전날의 일이었다. 나는 국제기구에서 일하는 미국인 의사에게 답 메일을 쓰려고 했다. 한글로 쓰는 것이었다면 진작 마무리했을 테지만, 서툰 영어로 써야만 해서 차일피일 미뤄왔다. 더 늦으면 예의에 어긋날 것 같았다. 마음을 굳게 먹고 영어 문장을 완성하겠다고 다짐했다. 그런데 평소에 거들떠도 안 봤던 과학책을 하필 재미있게 읽다가 답 메일을 마무리하지 못한 채 졸음이 쏟아져 잠자리에 누웠다. 숙제를 하지 않고 잠들어버린 모범생처럼 마음이 무거웠다. 아마도 영어 이메일을 써야 하는 나의 일상이 꿈에서 영어를 가르쳐야 하는 교사로 가공되었을 것이다. 그리고 영어 이메일을 쓰지 못했다는 자책감이 마지막 수업 시간인데도 진도를 나가지 못한 영어 교사의 부담감으로 변환되었을 것이다. 전날 일상에서 영어 이메일에 시달렸던 것처럼 꿈에서도 영어 진도에 시달렸다. 다만 꿈에서는 꿈일 것이라는 생각이 들어서인지 시달림의 강도가 훨씬 덜했고, 꿈에서 깼을 때는 심지어 기쁜 마음까지 들었다.

프랑스 리옹 대학 연구에서도 같은 결과가 나타났다. 최근 돌아가신 숙모를 몹시 그리워하던 한 참가자는 숙모를 구하기 위해 지하세계로 내려가는 꿈을 꾸었다. 현실에서처럼 심한 통증과 추위를 느꼈다. 그러나 꿈을 꾸면서도 이것은 불가능한 일이라는 생각이 들자 고통의 강도가 현실보다 덜했다. 거식증을 앓고 있는 여자 친구를 둔 다른 남학생 참가자는 먹을 것을 토해내는 여자 친구를 보살펴주는 꿈을 꾸었다. 꿈을 꾸면서 평소 여자 친구에게 느꼈던 안타깝고 미안한 마음을 조금은 덜어낼 수 있었다. 슬프고 괴로운 일상은 슬프고 괴로운 꿈을 만들어내지만, 그 꿈을 꾸면서 겪었던 슬픔과 괴로움만큼 현실의 고통은 줄어드는 것이다. 악몽을 꾸고 난 후 마음이 한결 가벼워지는 이유이기도 하다. 꿈이 감정을 덜어내는 것은 즐겁고 기쁜 꿈에서도 똑같이 적용되었다. 즐겁고 기쁜 일상은 즐겁고 기쁜 꿈의 재료가 되었지만, 강도는 현실보다 약해진 것이다. 깨어서도 기쁜 감정은 한결 차분하게 가라앉았다.

'이 또한 지나가리라'는 말이 있다. 페르시안 이슬람 수피교도 Persian Sufi 시인들의 기록에 따르면 당시 강력한 왕이 현명한 사람들을 모아 반지에 새길 글귀를 짓도록 명령했는데, 그들이 고민

끝에 만든 글이 '이 또한 지나가리라'라고 한다.[4] 몰아치는 시련에 즐거운 노래를 들을 수 없을 때 반지를 보며 '이 또한 지나가리라' 위로하고, 행운으로 기쁨의 나날이 이어질 때도 반지를 쓰다듬으며 '이 또한 지나가리라' 자만을 경계한다. 중용의 철학이 새겨진 왕의 반지처럼 꿈은 일상의 중용을 찾아주는 지혜의 반지 역할을 하는 것이다.

# 꿈꾸는 동안 뇌에서는
# 어떤 일이 일어나는가?

☾

최첨단 의료영상장비는 100년 동안 숨겨졌던 꿈의 베일을 벗기고 있다. 먼저 뇌파는 잠을 5단계로 분류할 수 있게 만들었다. 1단계는 잠의 시작 시기라고 할 수 있다. 눈동자의 움직임이 느려지고, 근육이 느리게 반응한다. 전체 수면 시간의 5% 정도를 차지한다. 2단계에서는 눈의 움직임이 거의 멈추고, 뇌의 파형도 느려진다. 수면 파형이라고 하는 특징적인 뇌파가 관찰되기 시작하는데, 전체 수면 시간의 절반을 차지한다. 3, 4단계에서는 특징적인 델타파가 나타난다. 눈의 움직임은 아예 사라지고, 숨 쉬는 횟수도 줄어든다. 3, 4단계의 잠을 깊은 잠이라고도 하고, 눈을 움직이지 않는다는 의미의 Non-REM Non Rapid Eye Movement 수면이라고도 한다. 웬만한 자극으로는 깨우기 어려운 상태로서 전체 수면 시간의 20% 정도를 차지한다. 3, 4단계 깊은 잠에서 조금 깨어나 5단계에 이르면 숨이 빨라지고, 심장 박동 수와 혈압이 상승하며, 남성의 경우 발기 반응이 나타난다. 눈의 움직임도 확연히 빨라져서 REM 수면이라고 한다. 꿈은 주로 REM 수면에서 만들어진다(예전에는 꿈은 REM 수면에서만 만들어지는 것으로 생각했었다. 하지만 최근에는 Non-REM 수면에서도 일부 꿈이 만들어지는 것이 밝혀지면서 '주로'라는 부사를 쓴 것이다). 5단계 수면에 접어들었을 때 뇌의 변화를 측정해낸다면 꿈꾸는 동안 뇌에 어떤 일이 일어나는지 알 수 있을 것이다.

미국 캘리포니아 대학 연구팀은 뇌파로 REM 수면 단계를 알아낸 후 뇌기능 MRI로 뇌를 들여다보았다. 꿈꾸고 있을 때 활동성이 증가하는 뇌의 영역은 뇌의 바깥면을 기준으로 전운동영역 premotor area과 시각피질visual cortex인 것으로 나타났다.[5] 전운동영역은 운동 기능을 조절하는데 주어진 감각 정보에 맞게 몸을 움직일 때 특히 척수신경을 통해 몸trunk의 근육을 움직이는 역할을 하고, 연속적인 운동 기능을 할 수 있도록 돕는 역할을 한다. 시각피질은 시각과 관련된 모든 정보를 처리하고, 눈을 적절히 움직이게 하며, 시각 정보에 적절히 몸이 대응하도록 관여한다. 예를 들어 야구공이 급작스럽게 날아오면 머리를 숙여 피하게 만드는 행동을 하도록 하는 것이다. 전운동영역과 시각피질은 축구, 농구, 야구와 같은 치밀하고 높은 강도의 운동을 할 때 활성화되는 영역이다. 눈을 감고 누워 있지만 뇌에서는 축구, 농구, 야구를 하고 있는 게 꿈인 것이다. 그래서 꿈꾸는 동안 운동 경기를 할 때처럼 스릴과 재미를 느끼고, 스트레스를 해소할 수 있다. 꿈을 통해 억눌린 욕구를 실현한다고 했던 110년 전 프로이트의 말이 틀리지 않았음을 확인할 수 있는 대목이다.

그렇다면 프로이트와 달리 꿈을 의식의 정화 과정이라고 설명했던 융의 학설은 틀린 것일까? 캐나다와 멕시코 공동 연구팀은 꿈꿀 때 변연계limbic system, 기저핵basal ganglia 그리고 해마hippocampus 가 깨어 있을 때보다 더 활성화된다는 사실을 확인했다. 변연계는 감정, 기저핵은 반응, 해마는 기억을 담당하는 부위로 이 세 부위가 동시에 활성화된다는 것은 기억이 강화되고 있다는 것을 의미한다. 기억을 확고하게 하려면 자극에 대한 올바른 감정과 적절한 반응이 생겨야 하기 때문이다. 예를 들어 상한 계란을 먹고 장염에 걸려 위독했던 경험을 한 사람은 상한 계란에 대해 불쾌한 감정과 '토할 것 같은' 반응이 있었기에 상한 계란 냄새를 강하게 기억할 수 있다. 만약 상한 계란에 대해 유쾌한 감정과 '침이 꼴깍꼴깍 넘어가는' 반응이 생겨났다면 '상한 계란 때문에 탈이 나서 죽을 뻔했네'라는 기억은 금세 잊힐 것이고, 다시 상한 계란 냄새를 맡더라도 이전처럼 먹게 될 것이다. 상한 계란에 대한 정확한 기억이 있어야 '상한 계란을 남에게 먹이거나 혹은 자신이 먹는' 나쁜 행동 대신 '상한 계란을 버리는' 바른 행동을 할 수 있는 것이다.

바람직한 사고는 중요한 정보를 주는 과거 경험을 정확하게 기억하는 것에서 시작된다고 할 수 있다. 그런 면에서 볼 때 꿈을 의식의 정화 과정이라고 봤던 융 또한 프로이트만큼 선각자임을 인정하지 않을 수 없다. 게다가 꿈꿀 때 편도체가 활성화된다는 연구 결과를 접하면 최첨단 뇌영상장치 없이 꿈을 분석한 융의 솜씨에 놀라게 된다.[6] 편도체는 공감각, 본능, 옳고 그름에 대한 판단 등을 담당하는데, 편도체 기능이 떨어진 사람에게 어떤 양상이 나타나는지를 살펴보면 그 중요성을 확인할 수 있다.

# 사이코패스는
# 꿈을 꾸지 않는다

(

인천에 거주하는 8살 초등학교 여학생이 끔찍하게 희생되었
다. 범인은 같은 동네에 사는 17살 미성년 여성 A양이었다. 범인
은 수년 전부터 우울증을 앓아왔고, 최근에는 조현병으로 치료받
았던 것으로 알려졌다. 범행 전날에도 정신건강의학과 전문의를
방문했던 사실이 확인되었다. 경찰은 조현병 악화에 의한 범행이
라고 발표했다. 하지만 일주일 뒤 경찰은 조현병에 의한 범죄가
아니라면서 일주일 전 발표를 뒤엎어야 했다. 사이코패스에 의
한 범행일 가능성이 높았기 때문이다. 과거 정신분열증이라고 불
렸던 조현병 환자는 피해망상이 있고, 범행을 우발적으로 저지르

는 성향을 보인다. 이른바 강남역 살인 사건이라 불리며 20대 여성을 무참히 살해했던 범인에게 조현병 악화가 범행의 한 동기일 수 있음이 인정되었다. 여성들에게 피해받고 있었다는 망상이 있었고, 범행 수법이 치밀하지 않았으며, 증거 인멸 시도를 하지 않았다는 이유에서다. 이는 조현병 범죄의 전형적인 특징이다. 반면 A양은 범행 대상을 사전에 선정하고, 치밀하게 계획했으며, CCTV에 걸리지 않도록 엘리베이터 대신 계단을 선택했다. 범행 후에는 시신을 훼손하고, 증거를 인멸했다. 사이코패스 범죄의 특징들이었다.

미국 펜실베이니아 대학 연구팀은 뇌기능 자기공명장치f-MRI를 활용해 사이코패스 17명 뇌의 활성도가 일반인과 어떻게 다른지 분석했다. 사이코패스는 지능과 학습, 운동을 담당하는 대뇌 전두엽, 측두엽, 후두엽 등 뇌의 전반적인 부분에서 일반인과 차이가 없었다. 조현병 환자가 병이 악화되었을 때 사고, 추리, 계획 등을 담당하는 전두엽 기능이 크게 떨어지는 것과는 다르게 나타났다. 조현병 환자의 범죄 성공 가능성은 높지 않고 양상도 어설픈 데 반해, 사이코패스는 일반 흉악 범죄자와 다를 게 없다는 것이 뇌과학으로 설명된다. 그런데 사이코패스는 일반인보다 유독 한 곳의 뇌 부위 기능이 떨어져 있었다. 바로 꿈꿀 때 활성화되는 편도

체였다.[7]

사이코패스의 편도체 기능 불활성화와 관련해 정신장애인 범죄 심리를 해왔던 한 전문가는 다음과 같이 말했다.

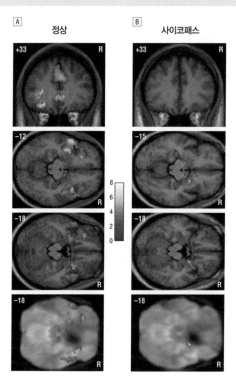

뇌의 편도체 부위 기능이 떨어져 있다.

"사이코패스의 살인 동기를 분석하는 데는 상당한 시간이 걸립니다. 1년이 넘게 걸리기도 하죠. 그런데 동기는 참 단순합니다. '해부해보고 싶었어요'라는 것이 대부분입니다. 범행 대상에게 미운 마음이 들어서가 아니라, 해부하기 위해서 끔찍한 일을 벌인 것입니다. 자신이 다른 사람을 해부하는 일이 도덕적으로 옳지 않다는 판단을 하지 못하기 때문입니다. 다른 사람이 고통스러워하는 것도 전혀 개의치 않죠."

사이코패스를 정상으로 교정시키는 것은 아직 현대 의학으로 불가능하다. 범죄를 저지른 사이코패스를 영구 격리해야 한다는 강경론이 나오는 이유이기도 하다. 정상인의 뇌로는 이해할 수 없는 끔찍한 생각과 행동을 하지만, 뇌를 들여다보면 정상인의 뇌와 크게 다르지 않았다. 그래서 자신의 욕구를 해소하기 위한 고차원적인 행동은 정상인처럼 할 수 있으며, 학교에서 좋은 성적을 올리거나 직장에서 성과를 내기도 한다. 반면 편도체는 정상인과 달랐다. 그래서 타인과 교감하며 타인의 입장을 이해하고 배려하지 못해 공부를 잘해도 친구들과 어울리지 못하며, 직장에서도 '외로운 늑대' 신세다. 그러다 약자를 만나면 자신의 욕구는 끔찍한 범죄로 돌변하고 들통이 나서 감옥에 가기 전까지 범죄

행위는 계속 이어진다.[9] 편도체의 활성도가 떨어진다는 것은 이렇게 끔찍한 일이라서 편도체를 도덕적 판단 담당 기관이라고 하는 것이다. 만약 사이코패스의 치료약이 개발된다면 편도체를 활성화시키는 약물일 것이다.

사이코패스가 아닌 우리는 꿈을 꾸면서 편도체를 활성화시킨다. 이는 사이코패스와 반대 방향으로 가는 길로 교감, 이해 그리고 배려하는 삶으로 인도한다. 여기서 90년 전 칼 융의 말을 다시 한 번 옮겨보겠다.

'의식이 외부 세계에 적응하느라 소홀히 하거나 무시해버린 것들을 무의식이 따로 챙겨서 꿈을 통해 의식 세계에 넣어준다. 꿈은 정신 세계의 균형을 잡아주는 과정이다.'

# 예지몽과 데자뷔는
## 현대 의학으로 관찰되는 현상이다

초등학교 5학년 때 돼지우리에 갇히는 꿈을 꿨다. 우리 속에 돼지 똥이 가득했다. 일어나서 어머니께 이상하면서도 지저분한 꿈을 꿨다고 말씀드렸다. 어머니께서는 돼지꿈과 똥꿈이 겹쳤으니 큰 재물이 들어올 것이라고 하셨다. 당시에는 500원짜리 주택 복권이 유일했는데, 거금 1,000원을 들여 2장이나 구입했다. 꽝이었다. 몇 달 뒤 비슷한 꿈을 꿨을 때도 소리 없이 복권 1장을 구입했다. 역시 소득은 없었다. 꿈에 할아버지가 나타나서 번호를 불러주었고, 그 번호대로 로또 복권을 샀더니 1등에 당첨되었다는 소식이 들리긴 했다. 그러나 적어도 내게는 지금까지 돈을 가져

다준 꿈은 없었다.

하지만 돈과 관련 없는 예지몽은 나도 여러 번 경험했다. 정말 처음 가는 동네였는데, 우측으로 돌면 언덕길이 나오고 그 길 끝에 측백나무가 있을 것이라는 느낌이 들었다. 몇 십 미터를 걸어 골목 우측 길로 접어들었더니 정말로 그 길 끝에 익숙한 측백나무가 있었다. 데자뷔는 프랑스어로 '이미 보았다'라는 뜻으로, 첫 경험임에도 불구하고 이미 본 적이 있거나 경험한 적이 있다는 이상한 느낌 또는 환상을 말한다. 물론 '측백나무 위치를 미리 알고 있다는 느낌'에는 내가 기억하지 못할 뿐 실제로 그 언덕길을 지나간 적이 있었을 것이라는 합리적인 의심을 할 수 있다. 하지만 생전 처음 찾았던 노르웨이에서의 이상한 느낌에는 의심의 여지가 별로 없었다. 거리도 멀고 비싸기도 해서 엄두를 못 내다가 '죽기 전에 한 번은 가야지' 하는 마음으로 찾았던 노르웨이 송네 Sogne 피오르, 오를랜드 Aurland 해변에서 카약을 빌려 타고 푸른 빛깔 바닷물에 손을 담갔을 때 양팔의 피부를 뚫고 튀어나오는 오돌토돌한 것들과 함께 이상한 느낌이 용솟음쳤다. 맞은편 절벽에서 보이는 가늘고 긴 폭포, 저 멀리 첩첩 겹친 산 그리고 푸른 물에 흔들리는 구름과 맑은 산 그림자. 분명 처음인데 '와봤던 곳'이라는 이상한 감각이 나를 사로잡았다. 내가 이번 생에 노르웨이에 처음 온 것은 증명할 수 있으니까 적어도 '와봤는데 기억하지 못하는' 것은 아니니 말이다.

내가 겪었던 이상한 느낌은 비합리적이긴 해도 드문 일은 아니다. 전 세계 1/3의 사람이 예지몽이나 데자뷔를 경험했다는 조사 결과가 있다. 그럼에도 불구하고 예지몽과 데자뷔는 착각일 뿐이라는 과학자들의 냉정한 비판은 여전하다.[10] 하지만 이 착각은 연구해볼 만한 가치가 있다. 많은 사람이 경험하고 있고, 중요한 기능을 하는 경우도 있기 때문이다. 1996년 한 여성이 특이한 꿈을 꿨다. 꿈에서 "병원에 전화를 걸어 유방암 검사mammography를 예약하시오. 서두르시오"라는 말을 들은 것이다. 여성은 그 어떤 유방암 초기 증세도 나타나지 않은 상태였기에 처음에는 '이상한 꿈'이라 생각하고 병원을 찾지 않았다. 의학적으로 합리적인 판단이었다. 그러나 꿈이 계속 잊히지 않았다. 어머니가 유방암 환자였다는 점도 걸려 병원에 가서 유방암 검사를 받았다. 의학적으로 비합리적인 판단이었다. 그런데 검사 결과는 유방암이었다. 이 여성은 조직 검사 후 수술을 받았는데, 초기 증세조차 없는 극 초기에 치료받은 덕분에 경과가 아주 좋았다. 합리적으로 판단했다면 증세가 전혀 없는 유방암 극 초기에 치료받는 행운은 일어나지 않았을 것이다.

지난 2000년 뉴욕에서 활동하는 심리학자 바라쉬Barasch는 저서 《Healing Dreams: Exploring the Dreams That Can Transform Your Life》에서 유방암에 걸리는 꿈을 꾼 뒤 병원에서 검사 과정을 통해 실제로 유방암이 확인된 4명의 여성 사례를 소개했다.[11] 2013년에는 10명의 여성이 유방암을 경고하는 꿈을 통해 유방암을 일찍 진단받았다는 사례가 미국 내 과학회저널에 소개되었다. 예지몽이 비과학적 사고의 산물이라는 비판이 강하게 제기되고 있는 의학 분야에서 역설적으로 예지몽 사례가 보고되고 있었던 것이다.

의사 라리 버크Larry Burk는 유방암을 예견하는 꿈을 꾼 뒤 실제로 유방암을 진단받은 여성 19명의 꿈을 분석했다. 그리고 이런 결론을 내렸다. 유방암을 경고하는 강한 자극의 꿈을 꾸었다면 유방암 검사를 받아보라는 것이다. 특히 가족 중에 유방암 환자가 있는 유방암 고위험군 여성은 더 명심해야 한다는 것이다.[12] 유방암을 경고하는 꿈이 예지몽이라고 결론을 내릴 근거는 여전히 없다. 그러나 의식 세계에서 감지하지 못한 유방암의 극 초기 증세를 무의식 세계에서 발견하고 꿈을 통해 말해주는 것일 수도 있다는 설명이 터무니없지만은 않은 듯하다. 미래를 내다보는 예지몽과 데자뷔는 허황된 미신 같을뿐더러 아직 그 기전이 밝혀지지 않고 있지만, 현대 의학의 잣대로도 관찰되는 현상이다.

# 7장

잠에 관한 팩트

# 자야
## 외울 수 있다

'4당 5락'이라는 말이 있다. 대학 시험을 준비하는 학생이 4시간 자면 붙고, 5시간 자면 떨어진다는 뜻이다. 시험 직전까지 한 글자라도 더 머릿속에 집어넣어야 고득점을 얻을 수 있고, 그러려면 잠을 줄여야 한다고 믿었다. 의대생들 사이에서도 시험 기간 밤샘치기는 여전히 유행하고 있다. 수면을 단순히 뇌의 휴식으로 생각한다면 잠을 자지 않고 무언가를 외우는 일은 피곤해도 시험을 잘 보는 방법이라고 생각할 수 있다. 이런 이유로 피곤함을 참는 게 공부 잘하는 강한 정신력으로 인정받기도 했다. 하지만 잠을 줄여 공부한 사람이 좋은 대학에 갔다는 과학적인 근거는 없다. 오히려 외국 연구에서는 적정 수면 시간(고등학생의 경우 7시간)보다 적게 자는 학생의 성적이 좋지 않다는 결과들이 꽤 있다.

'4당 5락'은 틀린 말이다. 4시간만 자고 공부하는 학생은 절대로 공부를 잘할 수 없다. 깨어 있을 때 배웠던 지식이 내 것이 되느냐는 잠을 어떻게 잤느냐에 따라 결정되기 때문이다. 이는 수면 중인 뇌가 깨어 있을 때와 거의 같은 양의 에너지를 소비하는 것과 밀접하게 관련되어 있다. 뇌는 깨어 있을 때와 달리 주위에서 발생하는 일에 감각세포를 무디게 하고 그에 대한 운동신경의 반응을 줄이면서 절약한 에너지를 다른 특별한 일에 활용하는데, 그 특별한 일 중에는 학습한 것을 외우게 하는 일도 있다.

뇌에 입력된 정보라도 그것을 다시 꺼내 활용할 수 있을 때 우리는 그 정보를 기억한다고 말한다. 기억할 수 있는 기간에 따라 단기기억short-term memory과 장기기억long-term memory으로 나눈다. 단기기억은 정보를 습득한 후 수초 또는 수시간 동안에만 활용할 수 있다. 머리를 부딪히거나 전기 충격 같은 외부 자극에 의해서 쉽게 지워진다. 단기기억을 타인의 전화번호를 일시적으로 외우는 것과 같은 작업기억working memory으로 세분화하기도 하는데, 어쨌거나 지식을 오랫동안 보관해 활용할 수 있는 기억은 아니다. 반면 장기기억은 정보가 처음 형성된 때부터 수시간, 수일 또는 수년이 지나도 재생할 수 있다. 그래서 학습 능력은 장기기억에 따라 결정된다. 장기기억이 만들어지는 과정은 아직도 탐험할 여지가 무궁하지만, 수면 시간이 관여한다는 것이 밝혀지고 있다. 깨어 있을 때 보고 듣고 말하고 생각하며, 관절과 근육을 움직이고 그 움직임의 균형을 찾는 데 쓰던 것과 같은 양의 에너지로 뇌는 자면서 장기기억을 만들어내는 것이다.[1]

미국 로체스터 대학 룰루 셰 박사는 두뇌의 에너지 사용을 집에서 파티를 여는 것에 비유했다. 집주인은 파티를 준비하고 손님을 접대하면서 에너지를 쓴다. 그리고 파티가 끝난 후 집을 정리하고 청소하는 데 별도의 에너지를 쓴다. 잠을 잘 때도 뇌가 별도의 에너지를 사용해 뇌를 정리하고 청소하는 것이다. 이 과정을 통해 불필요한 정보는 삭제되고, 중요한 정보는 강화된다. 잠을 자야 외웠던 것들이 머릿속에 남아 있게 되고, 새로운 정보가 들어갈 자리가 생긴다. 잠을 자는 동안 뇌 신경회로 사이의 강도 높은 상호 작용이 일어나는 것도 확인되고 있다.

# 자면서 뇌는
# 서로 대화한다

☾

    미국 워싱턴 대학 신경과 연구팀은 미국 국립과학학회지에 문학적인 제목의 논문을 게재했다. 바로 '대뇌피질과 해마와의 대화'였다.[2] 대뇌피질은 회색빛을 띠어 회백질이라고도 하는데, 신경세포가 밀도 있게 분포해 있다. 감각 기관으로 오는 모든 자극을 1차적으로 받아들이고, 운동 기관으로 보내는 모든 신호를 최종적으로 관장한다. 대뇌피질은 뇌의 얼굴이자, 뇌라는 연극 무대의 주연이다. 해마는 측두엽 가운데 아래쪽에 위치한 뇌의 작은 부분으로, 모양이 해마seahorse를 닮아 이름 붙여졌다. 기억과 학습을 돕고, 감정을 조절한다. 해마가 손상되면 기억 장애가 나타나는데, 알츠하이머 환자들에서 해마 부위의 손상이 관찰된다.

이런 현상을 토대로 현대 뇌과학은 해마와 대뇌피질 사이의 상호 신호 작용을 통해 장기기억이 만들어진다는 가설을 세웠다. 낮에 활발히 활동하는 대뇌피질의 특성 그리고 수면의 기억 강화 효과를 구체적으로 설명한 것인데, 각성 상태에서는 대뇌피질에서 해마로 보내는 신호가 강하고 반대로 수면 상태에서는 해마에서 대뇌피질로 보내는 신호가 강하다. 감각 기관으로부터 받은 정보를 대뇌피질이 해마로 보내고, 해마는 다시 대뇌피질로 강화된 정보를 보낸다. 더 선명해진 대뇌피질 속 정보는 오랫동안 즉시 활용할 수 있는 장기기억이 된다는 것이 가설의 주요 내용이다.

미국 워싱턴 대학 신경과 연구팀은 대뇌피질과 해마의 상호 관련 가설을 검증하기로 했다. 43명을 대상으로 각성 상태와 깊은 잠을 잤을 때 대뇌피질과 해마 사이의 신호 크기를 측정했다. 신경회로 신호의 크기는 뇌기능 자기공명장치와 뇌피질파ECoG, 뇌파EEG를 활용했다. 오른손을 움직이면 오른손을 담당하는 뇌 부위의 혈류가 늘어나고, 말을 하면 언어를 담당하는 뇌 부위의 혈류가 늘어난다. 뇌기능 자기공명장치는 이 차이를 파악할 수 있다. 뇌파는 수면의 깊이를 측정할 수 있고, 뇌피질파는 특정 뇌 영역이 보내는 전기 신호를 감지할 수 있다. 다만 뇌기능 자기공명

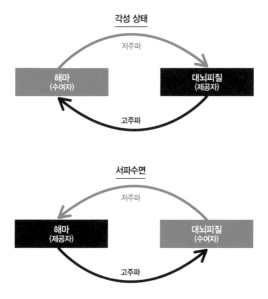

**뇌와 기억[3]**

각성 상태

저주파

| 해마 | 대뇌피질 |
| (수여자) | (제공자) |

고주파

서파수면

저주파

| 해마 | 대뇌피질 |
| (제공자) | (수여자) |

고주파

각성 상태에서는 대뇌피질에서 해마 쪽으로 강한 전파가 흐른다. 대뇌피질에 있는 정보가 해마에 저장되는 것이다. 반대로 서파수면(수면 초기에 나타나는 깊은 잠) 상태에서는 해마에서 대뇌피질 쪽으로 강한 전파가 흐른다. 해마에 저장된 정보가 대뇌피질 쪽으로 이동하는 것이다. 정보는 해마를 거쳐 대뇌피질에 있을 때 활용이 가능해지는데, 이를 장기기억이라고 한다.

장치, 뇌파와는 달리 뇌피질파는 머리뼈를 열고 뇌 안에 직접 전자 장치를 부착해야 하는 매우 공격적인 검사 도구이다. 실험 대상자 43명 중 38명은 건강한 성인, 5명은 뇌전증epilepsy 환자였는데 연구팀은 질병의 진단 절차에 뇌피질파가 필수적인 뇌전증 환자에게만 뇌피질파를 적용했다.

수면이 장기기억을 만들 것이라는 연구팀의 예상은 적중했다. 깨어 있을 때는 대뇌피질의 활성도가 해마보다 높고, 대뇌피질에서 해마로 보내는 신경회로의 강도가 더 컸다. 이는 대뇌피질에서 해마로 정보를 저장한다는 것을 의미한다. 반대로 서파수면 상태에서는 해마의 활성도가 대뇌피질보다 높고, 해마에서 대뇌피질로 보내는 신경회로의 강도가 더 컸다. 이는 해마에 저장된 정보가 대뇌피질로 이동한다는 것을 의미한다. 뇌에 입력된 정보는 해마에 저장된 후 다시 대뇌피질로 이동해야 오랫동안 활용할 수 있는데, 이것이 바로 장기기억이다.

장기기억에 관한 논리적인 가설을 세우는 것도 가치 있는 일이지만, 미국 워싱턴 대학 연구팀처럼 그것을 실제로 입증하는 것은 더욱 가치 있고 어려운 일이다. 코페르니쿠스가 '지구를 중심으로 우주가 돈다'는 천동설을 배격하고 '지구는 태양을 중심으로 돌 뿐이라'는 지동설을 들고 나온 것이 1530년쯤이었다. 지동설이 프리드리히 버셀의 연주시차를 통해 입증되기까지는 308년의 시간이 필요했다. 무엇보다 잠이 들어야 해마가 대뇌피질에게 말을 건넨다는 게 얼마나 경이로운 일인가?

# 우주여행보다 잠,
# 텔로미어가 길어진다

크리스토퍼 놀란 감독의 영화 〈인터스텔라〉는 우주인 가족들의 이야기가 펼쳐진다. 매튜 맥커너히가 연기한 우주인 아버지가 잠깐 우주여행을 다녀온 사이 어린 딸은 할머니가 되어 있는 장면이 나온다. 상대성 이론을 비롯한 현대 물리학을 영화 속 상상력으로 접목한 것이다. 우주의 시간 체계는 지구와 다를 수 있기 때문이다. 실제로 입증된 적은 없다. 영화나 소설 속에서 가끔 녹여질 뿐이었다. 그런데 2017년 〈네이처〉지에 영화 속 이야기가 진짜일 수도 있다는 중간 연구 결과가 발표되었다. 국제우주정거장에 340일 동안 머물다 2016년 3월 지구로 귀환한 우주비행사 스콧 켈리와 같은 기간 지구에 있던 쌍둥이 동생 마크 켈리의 텔로미어를 비교했더니 뜻밖의 결과가 나왔다는 것이다.

텔로미어는 세포의 염색체 말단 부위를 골무처럼 감싸면서 염색체가 풀어지지 않게 보호하는 부분이다. 세포가 분열할 때마다 조금씩 텔로미어 길이가 짧아지고, 일정 길이 이하로 짧아지면 염색체 속 유전자도 보호받지 못해 결국 세포 분열이 멈추고 노화가 진행된다. 그래서 텔로미어를 '생명과 노화의 시계'라고 부른다. 흐르는 강물을 되돌릴 수 없듯 짧아지는 텔로미어를 막을 방법은 현재까지 없다. 얼마나 천천히 짧아지게 하느냐가 관건이다. 그런데 우주비행사 스콧 켈리가 우주여행을 340일 하고 난 후 측정한 텔로미어 길이는 우주여행 전에 측정한 길이보다 오히려 늘어나 있었다. 우주에서는 방사선을 지구에서보다 10배 이상 많이 받고, 스트레스도 많이 받아서 텔로미어가 짧아질 것이라던 과학자들의 예상이 빗나갔다. 혹시 모를 개인적인 유전적 특성 때문에 그런 것인지를 배제하기 위해 지구에 있던 일란성 쌍둥이 동생의 텔로미어 길이도 측정했다. 동생의 경우에는 지구에 사는 사람이라면 누구나 그렇듯 텔로미어 길이가 조금 줄어 있었다.

텔로미어 길이가 길어진 것을 두고 현대 유전학 관점에서 노화 과정이 역전되었다고 해석하기도 했다. 1998년 미국 텍사스 대학 연구팀이 '텔로미어를 길게 해 세포 수명을 연장시킬 수 있다'는 연구 결과를 〈사이언스〉지에 공개적으로 발표하면서 이를 지지하는 동물 및 사람 연구가 지금까지 이어지고 있다. 미국 항공우주국 연구팀도 스콧이 우주에 머무는 동안 규칙적으로 운동하고 좋은 음식을 먹은 덕분에 텔로미어 길이가 길어진 것 같다고 밝혔다. 하지만 이상한 점이 있었다. 스콧이 지구로 귀환한 후 텔로미어가 급속도로 짧아지면서 원상태로 돌아갔다는 점이다. 단순히 노화 과정 역전 현상으로 해석하기에는 꺼림칙하다. 미국 항공우주국 연구팀이 중간발표이며, 일반화할 수 없다고 한 이유이기도 하다.

텔로미어 길이가 노화 정도를 측정하는 지표라는 데 이의를 제기하는 학자는 거의 없다. 그러나 인위적으로 텔로미어 길이를 길게 하는 것이 노화를 역전시키는 방법이라는 데는 논란의 여지가 많다. 지구가 더우면 온도계의 눈금이 올라가지만, 온도계의 눈금을 인위적으로 올린다고 해서 지구가 더워지는 것은 아니기 때문이다. 아직 우리가 모르는 우주의 어떤 요소가 텔로미어를 인위적으로 길게 했다면 젊음을 되찾은 결과로 해석할 수 없다는 것이다. 우주에는 중력이 거의 없어서 척추가 늘어나는데, 이를 실제로 키가 성장했다고 할 수 없는 것과 같은 이치라는 설명이다.

스콧도 우주에서는 척추가 늘어나 키가 5cm 커졌다. 그러나 지구에 오자마자 바로 원상태로 돌아갔다. 결국 스콧의 텔로미어 길이 연장을 제대로 해석하려면 그의 건강 상태 변화가 어떤지 알아봐야 한다. 스콧은 우주여행을 하기 전보다 골밀도가 감소되어 있었고, 근육은 얇아져 있었다. 중력이 작은 우주 공간의 특성상 지구와 같은 시간 운동하더라도 그 효과는 떨어진다는 것은 이미 잘 알려진 사실이다. 스콧의 심장벽도 두꺼워져 있었다. 고혈압이나 혈액순환 장애를 오래 앓고 있는 환자들에게서 발견되는 특징이다. 스콧은 과학자들의 예상대로 건강 상태가 더 악화되어 있었다. 우주여행 후 텔로미어가 길어진 것을 긍정적인 신호로 받아들일 수 없다는 것이다.

지구에서 있었던 텔로미어 연구 대부분에서 텔로미어 길이가 짧아지면 심장병, 뇌졸중 등의 위험성이 높아지고, 반대로 길어지면 위험성이 낮아지는 것으로 나타났다. 흡연 경험이 있는 사람은 평생 담배를 한 번도 피운 적 없는 사람보다 텔로미어 길이가 짧다는 게 연구 결과로 밝혀졌다. 유방암 환자는 유방암에 걸리지 않은 사람보다 텔로미어 길이가 짧다는 것도 여러 연구에서 확인되었다.[4] 하지만 폐암 환자에서는 다르게 나타났다. 폐암 환자는 폐암에 걸리지 않은 사람보다 오히려 텔로미어가 길다는 연구 결과가 있었다.[5] 최근 연구에서는 간세포의 텔로미어 길이는 혈액세포의 텔로미어 길이와 다르다는 점이 밝혀졌다. 같은 사람이라도 장기마다 노화 진행 속도가 달라질 수 있다는 것이다. 이 때문에 특정 신체 부위 세포의 텔로미어가 길어진 것을 두고 젊음의 신호라고 단정할 수 없다. 그럼에도 신체 여러 부위에서 전반적으로 세포의 텔로미어가 길어진다면 그것은 젊음의 증거라고 말할 수 있다. 나쁜 생활 습관을 건강하게 바꾸면 텔로미어가 길어진다는 연구들이 계속해서 쏟아지고 있기 때문이다.

그중에서도 건강한 수면 습관이 단연 으뜸으로 주목받고 있다. 고대안산병원 호흡기내과 연구팀의 연구에서도 수면과 텔로미어의 상관관계가 명확히 드러났다. 연구팀은 실험 대상자들이 얼마나 잠을 잘 자는지를 조사했다. 자는 동안 숨을 쉬는 양태와 심장박동 패턴을 분석해서 얻어지는 특정 지수를 계산한 후 평가했다. 예를 들어 수면 무호흡증이나 코를 고는 사람은 자는 동안 숨을 쉬지 않는 시간이 있고, 그때 심장 박동은 갑자기 빨라졌다 다시 느려지는 패턴이 나타난다. 이 패턴이 자는 동안 얼마나 나타나는지를 계산한 것이다. 그리고 실험 대상자들의 백혈구 세포에서 텔로미어 길이를 측정했다. 수면과 수명의 관련성을 텔로미어를 통해 입증해보겠다는 게 연구팀의 야심이었다.

연구팀의 예상대로 잠을 잘 못 자는 사람, 즉 호흡 패턴과 심장 박동이 불안한 상태로 있는 시간이 많은 사람은 백혈구의 텔로미어 길이가 짧았다. 반대로 잠을 잘 잔 사람은 텔로미어 길이가 길었다. 게다가 수면의 질이 좋은 사람은 비만도는 물론 고지혈증, 고혈압의 위험도가 낮게 나왔다.[6] 앞서 우주여행으로 늘어난 텔로미어가 건강의 증진을 의미하지 않았던 것과는 달리 좋은 잠으로 길어진 텔로미어는 신체가 좋아졌음을 의미하는 것이다.

수면은 어린이들의 텔로미어 길이에도 영향을 미치는 것으로 나타났다. 미국 프린스턴 대학 연구팀은 9세 어린이 1,567명을 대상으로 수면 시간을 조사한 후 텔로미어 길이를 측정했는데, 수면 시간이 짧을수록 어린이의 텔로미어 길이는 짧은 것으로 나타났다. 특히 밤잠을 1시간 정도만 적게 자도 텔로미어 길이는 그만큼 짧았다. 연구팀은 어린이의 인종, 성별 그리고 사회경제적 상태가 텔로미어 길이에 영향을 주는지 알아보았는데, 별 영향이 없는 것으로 나타났다. 어린이의 텔로미어 길이에 가장 중요한 것은 수면 시간이라는 것이다.[7] 미국 하버드 대학 유전체연구소도 비슷한 연구 결과를 발표했다. 담배를 피우거나 좋지 않은 음식을 먹으면 텔로미어 길이가 짧아진 세포가 늘어나고, 반대로 좋은 음식을 먹고 좋은 운동을 하며 잠을 잘 자면 텔로미어 길이가 길어진 세포가 늘어났다.

지난 2009년 텔로미어를 규명해 노벨생리의학상을 받은 엘리자베스 블랙번 연구팀은 2017년 미국 과학 언론지와의 인터뷰에서 새겨들을 만한 연구 결과를 발표했다. 규칙적인 운동과 좋은 음식은 텔로미어 길이를 길게 하는데, 그래도 가장 관계가 깊은 것은 잠으로 나타났다. 잠을 잘 자는 게 텔로미어를 길게 하고, 노화를 느리게 하는 가장 중요한 요소라는 것이다. 또한 약을 통해 텔로미어 길이를 인위적으로 길게 하는 것은 위험할 수 있으며, 아직 권장하지 않는다는 점도 분명하게 말했다.

# 여성에게
# 잠잘 시간을 보장하라

남성과 여성은 성염색체 하나가 다르다. 남성은 XY, 여성은 XX. 그 하나의 차이로 생식 기관과 그곳에서 분비하는 호르몬이 달라져 여성은 여자답게, 남성은 남자답게 살아가는 것이다. 생식 기관을 제외하고는 남녀가 대부분 같다. 심장, 간, 콩팥과 같은 장기는 여성이 남성보다 조금 작지만, 모양이나 기능은 똑같다. 뇌도 여성이 남성보다 조금 작지만, 구조나 기능은 똑같다고 알려져 왔다. 그런데 남성과 여성은 생각하는 방식이 다르다. 여성들이 기념일을 중요하게 생각하는 것을 남성들은 이해할 수 없다. 불필요한 다툼을 줄이기 위해 기념일을 외울 뿐이다.

최근 뇌기능 MRI를 통해 뇌의 연결망에서 남녀가 다르다는 것이 밝혀졌다. 뇌는 각 부분의 기능도 중요하지만 여러 부위를 연결하는 신경망(커넥톰)이 잘 발달해야 뇌의 최종적인 기능이 높아진다. 영국 캠브리지 대학 연구팀은 남성 428명, 여성 521명을 대상으로 첨단 신경망 측정 장치를 이용해 남녀의 신경망이 어떻게 다른지 조사했다. 신경망의 양에 있어서는 남녀 차이가 없었다. 그러나 신경망의 발달 부위는 확연히 달랐다.

남성은 뇌의 앞쪽과 뒤쪽을 연결하는 신경망이 여성보다 우세하게 발달했다. 반면 여성은 좌뇌와 우뇌를 연결하는 신경망이 남성보다 우세하게 발달했다.[8] 남성은 좌뇌 혹은 우뇌 한쪽을 잘 활용하는 것은 유리하지만, 좌뇌와 우뇌를 골고루 활용하는 것은 불리했다. 반면 여성은 한쪽 뇌를 발 빠르게 활용하는 것은 불리하지만, 뇌 전체를 골고루 활용하는 것은 유리했다. 남성이 공간 파악 능력과 근육 운동 정확성이 뛰어나고, 여성이 추리력과 언어 능력이 탁월한 이유가 명확하게 설명된다. 또한 여성은 기억과 감정을 담당하는 뇌의 편도와 해마가 남성보다 상대적으로 큰 것으로 확인되었다. 여성은 과거의 기억과 감정을 기반으로 뇌를 사용하는 능력이 남성보다 우세하다는 얘기인데, 여성의 직관력을 설명할 수 있는 대목이다.

이런 남녀의 뇌 차이는 수면 패턴에도 영향을 주는 것으로 나타났다. 남성 16명, 여성 18명을 대상으로 야근처럼 수면 주기에 악영향을 주는 요소가 실제 수면의 질에 어떤 영향을 미치는지 점검해봤다. 실험 대상자들을 평소보다 늦은 시간에 자게 하거나, 평소보다 매우 일찍 일어나게 해 수면 주기를 뒤흔들어놓은 후 평소 잠드는 시간에 자게 하는 방법으로 실험이 진행되었다. 수면의 질은 수면다원검사로 평가했다.

평소보다 늦게 자거나 조금 일찍 일어나면 깊은 잠을 자는 시간이 줄었는데, 남성보다 여성에서 더 감소했다. 불규칙한 수면 후 인지 기능의 감소가 남녀 모두에서 나타났는데, 그 폭은 여성에서 더 컸다. 수면 패턴의 주기가 깨지는 일이 여성에게 더 피해가 크다는 것이다. 연구팀은 여성이 남성보다 뇌를 더 폭넓게 구조적으로 활용하기 때문이라고 설명했다.[9] 남성은 뇌를 사용하는 비율이 낮아서 피해가 작고, 여성은 넓어서 피해가 크다는 의미이다. 규칙적인 수면 습관이 남성보다 여성에게 더 중요하다는 뜻이기도 하다.

# 시작은 서늘하게
## 끝은 따뜻하게

( 

잠잘 때, 즉 입면 시기에는 서늘한 느낌이 드는 게 좋다. 다만 계절에 따라 다를 수 있다. 섭씨 20도의 온도를 여름에는 대체로 시원하게 느껴 잠을 편하게 잘 수 있지만, 겨울에는 춥다고 느낄 수 있다. 추우면 몸에서는 위기 반응이 일어나 각성 호르몬이 분비된다. 일반적으로 여름에는 섭씨 19~23도를 서늘하게 느끼고, 겨울에는 섭씨 21~25도를 시원하게 느낀다. 단, 개인마다 차이가 있음을 명심해야 한다. 내가 잠들기 좋은 서늘한 온도가 옆 사람에게는 잠들기 어려운 추운 온도가 될 수 있으니 같이 잠을 자는 사이라면 묻고 배려해 서로의 공통된 온도를 찾아야 한다.

입면 과정을 도운 서늘함이 깊은 잠을 들게 하는 데는 오히려 방해가 될 수 있다. 더운 여름 에어컨을 켜놓으면 잠은 잘 든다. 그런데 자다가 에어컨 끄려고 다시 일어나는 경험에는 그럴 만한 의학적 원리가 숨겨져 있다. 잠을 자면 신진대사량이 줄어서 체온이 자연적으로 떨어진다. 체온이 내려가면 서늘했던 온도가 낮게 느껴진다. 몸이 춥다고 느끼면 신진대사량을 늘려 열을 만들어야 하고, 뇌가 깨야 한다. 이를 방지하는 것이 어른들의 말씀처럼 더운 날에도 잠옷이나 가벼운 이불을 덮는 것이다.

체온은 피부의 표면 체온과 심장이나 내부 장기 등의 중심 체온이 있다. 중심 체온이 춥지 않고 서늘해야 숙면할 수 있다. 여러 수면 연구에서 몸의 중심 체온이 깨어 있을 때보다 딱 1도 낮아질 때 뇌가 깊숙한 수면을 하기에 가장 좋았다. 그리고 몸의 중심 체온을 1도 낮은 상태로 계속 유지하려면 몸의 표면 온도, 즉 피부 체온은 몸의 중심 체온보다 0.4도 높아야 한다는 것을 네덜란드 연구팀이 밝혀냈다. 실험자들에게 체온보다 1도 시원하게 한 옷부터 체온보다 1도 덥게 한 옷까지 다양한 온도의 옷을 입히고 잠을 자게 한 후 수면 뇌파를 분석했다. 그랬더니 몸의 중심 체온보다 0.4도 높게 한 옷으로 잠을 잤을 때 중심 체온이 계속 1도 낮은 상태로 유지되어 깊은 잠을 잔 것으로 나타났다.[10]

피부 온도가 중심 온도보다 약간 높아야 피부 혈관이 이완되고 몸의 중심에 모여 있는 열이 피부의 이완된 혈관을 통해 계속 밖으로 발산할 수 있다. 하지만 피부 온도가 중심 온도보다 같거나 낮으면 피부 혈관이 수축해서 열을 발산하지 않고 오히려 보호해서 중심 체온을 1도 낮은 상태로 계속 유지하기가 어렵다는 것이 연구팀의 설명이다. 같은 원리로 자기 전 찬물을 마시는 것은 심부 온도를 낮춰 수면에 도움을 줄 수 있는 반면, 찬물 샤워는 피부 온도를 낮춰 수면에 방해를 줄 수 있다. 따뜻한 물로 30분 동안 반신욕을 하는 것이 피부 체온을 높여서 숙면에 도움을 준다. 무엇보다 할머니 할아버지들의 조언이 현대 뇌수면 과학을 통해 입증되고 있다는 게 참 신기하다.

# 4-7-8
# 호흡법

( 

하버드 의대 출신 의사가 60초 만에 잠들 수 있게 한다는 4-7-8 호흡법이 SNS를 통해 화제가 된 적이 있다. 방법은 간단하다. 숨을 '푸우' 하고 내쉰 후 4초 동안 코로 천천히 들이마신다. 7초 동안 숨을 멈추고, 8초 동안 숨을 천천히 내쉰다. 이것을 세 차례 반복하면 저절로 잠이 든다는 것이다. 대체의학저널에 게재되기도 한 이 호흡법이 별로 효과가 없다는 사람도 있지만, 실제로 수면에 도움을 봤다는 사람도 제법 있다. 여기에는 이산화탄소 농도를 활용한 수면 유도법이 숨겨져 있기 때문이다.

성인은 정상적으로 1분에 12~18번 숨을 쉰다. 정상적인 횟수보다 빠르게 쉬는 것을 과호흡hyperventilation이라고 하는데, 이럴 경우 혈중 산소 농도는 높아지고 혈중 이산화탄소 농도는 낮아진다. 반대로 숨을 천천히 쉬면 혈중 산소 농도는 낮아지고 이산화탄소 농도가 짙어진다. 중추신경계는 산소보다 이산화탄소 농도에 더 민감한 반응을 나타낸다. 이산화탄소 농도가 낮으면 두통과 손발 저림, 심할 경우 시력 장애까지 나타날 수 있다. 반대로 이산화탄소 농도가 높으면 피곤함과 어지러움, 실신 반응을 일으킬 수 있다. 뇌만 놓고 보면 실신은 깊은 잠과 같다. 다만 서 있다가 급작스럽게 실신하면 크게 다칠 수 있지만, 안전한 곳에서 누워 있는 상태에서는 실신이 깊은 잠의 지름길인 셈이다.

복식 호흡법이나 명상법처럼 호흡의 횟수를 줄여 잠들게 하는 방법은 모두 같은 원리인데, 뇌파를 이용한 수면의 단계 분석 과정에서 알아낸 비법이다. 깊은 잠의 단계인 수면 3, 4 단계에서는 숨을 느리게 쉰다. 이때 혈중 이산화탄소 농도가 높아지면서 뇌는 깊은 잠에 빠지게 된다. 반대로 수면 4단계에서 5단계로 넘어갈 때는 숨 쉬는 횟수가 빨라지면서 혈중 이산화탄소 농도를 낮추고 뇌를 각성시키는 것이다. 또한 복식 호흡과 명상은 몸이 휴식할 때 활성화되는 부교감신경을 자극해 입면을 돕는다. 그래서 미국 수면재단은 복식 호흡과 명상을 권장하고 있다.

# 주말 몰아 자기
## 2-2 법칙

적정 수면 시간을 채우지 못한 것을 '잠 빚sleep debt'이라고 한다. 빚을 갚지 않으면 채무자의 시달림을 계속 받듯이 부족한 잠은 저절로 사라지지 않고 계속 졸음을 유발한다는 의미이다. 미국 펜실베이니아 대학 연구팀은 잠 빚을 주말에 갚는 것이 건강에 좋은 일인지 따져봤다. 연구팀은 실험자에게 주말 동안 잠을 평소처럼 6시간만 자게 했을 때와 평소보다 많이 8~10시간을 몰아 자게 했을 때 혈중 스트레스 호르몬 수치를 비교했다. 잠을 몰아 잔 주말에는 스트레스 호르몬의 분비가 50%나 줄었다. 미국 UCLA 대학 연구에서는 주말에 몰아 자는 것이 혈압과 혈당을 안정화하는 것으로 나타났다.

분당서울대병원 연구팀은 19~82세 성인 2,156명을 주말에 빚진 잠을 몰아 자는 그룹(932명)과 그렇지 않은 그룹(1,224명)으로 나눈 후 체질량지수(BMI·$kg/m^2$)를 비교 분석했다. 주말에 빚진 잠을 몰아 자는 그룹은 주말 동안 평균 1.7시간 정도 잠을 더 자는 것으로 나타났다. 주말 수면 보충 그룹의 체질량지수는 22.8$kg/m^2$이었고, 그렇지 않은 그룹은 23.1$kg/m^2$이었다. 비만에 미치는 다른 요인들을 보정한 후 주말 몰아 자기 효과만 따졌을 때 나타난 차이이므로 주말 몰아 자기가 체중 감소 효과가 있다는 게 연구팀의 분석 결과이다. 주말에 밀린 잠을 잔 초등학생의 비만 위험이 낮다는 국내 연구 결과도 있다.

정반대의 연구 결과도 있었다. 미국 피츠버그 대학 연구팀이 30~54세 성인 남녀 447명을 대상으로 주말 몰아 자기 효과를 점검해봤더니 혈압과 혈당이 오히려 높은 것으로 나타났다. 심장병과 당뇨병 위험도가 증가한 것이다. 주말에 몰아 자는 사람은 월요일 수면 패턴이 흐트러져 자율신경계와 호르몬의 균형이 깨지기 때문이었다. 그런데 이 연구에서 중요한 단서가 나타났다. 주말 몰아 자기의 역효과는 평소 일어나는 시간보다 2시간 이상 늦게 일어나거나, 권장 수면 시간보다 2시간 넘는 10시간 이상 잤던 사람에게서만 나타난 것이다.[11] 주말 몰아 자기의 효과를 보면서도 평일 수면 패턴에 악영향을 주지 않으려면 2-2 법칙을 지킬 필요가 있다. 평소 기상 시각이 오전 7시였다면 주말에 늦잠을 자더라도 2시간을 초과하지 않도록 9시까지만 자야 하고, 적정 수면 시간 8시간에서 2시간을 초과하지 않도록 10시까지만 자야 한다.

# 수면제의
# 불편한 진실

 

 

수면제는 의사의 처방전이 있어야만 살 수 있는 전문의약품이면서 엄격한 관리가 필요한 향정신성의약품이다. 그런데도 우리나라에서 한 해 수면제 처방 건수는 200만 건이 넘는다. 가족이나 친구, 직장 동료와 수면제를 나누어 먹는 경우도 적지 않다. 불면을 수면제로 쉽게 해결하려는 현상은 우리나라에만 있는 것이 아니다. 미국에서는 해마다 4,200만 건, 대만도 해마다 수백만 건의 수면제가 처방되고 있다. 이렇게 수면제가 널리 활용되는 데는 이유가 있다. 현재 시장 점유율 1위인 수면제는 16년 전쯤에 처음 개발되어 시장에 나왔는데, 기존의 수면제와 달리 중독성과 부작용이 거의 없어 안전한 수면제로 인식되었기 때문이다. 나 역시 큰 부담 없이 복용했었고, 환자에게 처방해왔었다.

한 여성이 지난해 자신의 발을 침대에 묶어놓은 사진을 자신의 블로그에 올렸다. 수면제를 복용한 후 자신이 이상 행동을 한다는 것을 경험한 그녀는 수면제를 먹기 전에 미리 침대에 발을 묶어 사고를 예방하고자 한다고 설명했다. 그런데 최근 이 여성은 스스로 목숨을 끊었다. 가족은 이 사고가 수면제 복용 후 생긴 일이라고 주장했다. 그녀의 아버지는 이 여성이 이전에도 손목을 긋고 자살 시도를 한 적이 있었다고 했다. 그때도 이 여성은 손목의 상처를 보고 놀라서 자신의 아버지에게 연락했다. 아버지에게 수면제 복용 후 벌어진 일이며, 기억이 나지 않는다고 말했다.[12] 이런 사례는 학계에 여러 차례 보고되었다. 2008년 호주의 젊은 여성이 수면제 복용 후 잠들지 않고 자전거를 타고 다니다가 사고를 당해 목숨을 잃은 일도 있었다. 수면제 복용 후 이상 행동으로 사고를 당하거나, 스스로 목숨을 끊는 일은 연이어 보고되었다. 비몽사몽 상태에서 음식을 과다하게 먹는 일도 여러 차례 보고되었다.

일부 의사들은 이런 부작용에 크게 신경 쓰지 않는 분위기다. 우울증 환자가 우울증 치료제를 복용하다가 스스로 목숨을 끊을 경우 우울증 치료제의 부작용이 아니라, 우울증 치료가 덜 된 탓으로 봐야 하는 것과 마찬가지라는 것이다. 수면제 복용 후 위험 행동은 우울증 같은 정신과적 기저 질환으로 발생하는 것이지 수면제의 부작용으로 볼 수 없다는 것이다. 그래서 국내 수면제 처방은 여전히 계속 늘고 있다.

2016년 3월 타이완 연구팀은 자살 시도를 하거나, 실제로 자살한 사람 2,199명을 정밀 분석해 수면제와의 관련성을 조사했다(이 연구는 미국 메이오 클리닉의 지원으로 이루어졌다. 제약회사의 지원을 받지 않아서 좀 더 자유롭게 연구할 수 있었을 것이다). 수면제를 복용한 사람은 자살 위험도가 1.9배에서 2.8배까지 높은 것으로 나타났다. 수면제 복용량이 많을수록 자살 위험도도 비례해서 높아졌다. 국내 한 대학병원의 교수는 이 연구에 대해 비판하는 칼럼을 썼다. 자살 행동이 높게 나타났던 사람이 복용한 수면제의 용량은 적정 용량보다 높았는데, 기저에 우울증이나 불안장애 같은 정신과적 질병이 있었기 때문이라는 것이다. 수면제 복용으로 자살 행동 위험성이 높아진다는 결론은 근거가 부족하며, 수면제는 안전하게 사용할 수 있는 약이라고 주장했다.

나는 그 대학교수의 주장에 반대하는 기사를 썼다. 타이완 연구에서 자살 위험성이 높은 군이 정상 용량보다 많은 양의 수면제를 복용한 것은 맞다. 그렇지만 모든 약은 내성이 생기게 마련이다. 수면제 역시 내성이 생겨 결국 잠들기 위해 점점 더 많은 양을 찾게 된다. 수면제로 쉽게 잠드는 사람은 수면 습관 개선과 같은 어려운 방법을 시도하지 않아서 정상 용량보다 많은 수면제를 복용하는 것이 드물지 않기 때문이다. 게다가 이번 타이완 연구에서는 우울증이나 불안장애 같은 정신과적 기저 질환이 없어도 수면제가 자살 행동 위험성을 높인다는 것을 과학적으로 입증했다. 게다가 타이완 연구보다 더 확실한 근거가 있다. 바로 이 수면제의 지침 사항label이다.

지침 사항은 약을 만든 제약사가 약을 판매하는 국가 식약처의 승인을 받아 용법과 용량 그리고 부작용을 써놓은 일종의 설명서이다. 해당 약에 대한 가장 확실한 정보라고 할 수 있다. 의사가약의 지침 사항을 숙지하지 않고 환자에게 처방하는 것은 분명히 비윤리적 의료 행위이다. 그런데 수면제의 지침 사항에는 자살 생각과 행동을 높인다고 쓰여 있다. 미국 식약처의 수면제(졸피뎀)의 지침 사항 22페이지 문서 중 첫 번째 페이지에 '수면제는 우울증을 악화시키거나 자살 생각을 발생시킬 수 있다'고 명시되어 있다.[13] 수면제를 만든 제약사 그리고 이를 관할하는 미국 식약처도 인정한 부작용에 대해 수면제를 처방하는 일부 의사만 부인하는 꼴이다. 이는 세탁기 제조회사가 자사 세탁기의 감전 위험성을 정부에 보고하고 정부는 감전 위험성을 설명서에 써놓는 조건으로 판매를 허가했는데, 세탁기 대리점 직원은 감전 위험이 없다고 주장하며 세탁기를 판매하는 것과 같은 상황이라고 할 수 있다. 수면제는 자살 행동뿐 아니라 기억력 저하가 초래될 수 있다는 연구 결과들도 속속 나오는 중이다.

수면제의 위험성을 경고한 〈SBS 8시 뉴스〉에 달린 댓글 중에 아픈 게 있었다. 수면제 복용 후 위험한 행동을 경험해봤고 기억력도 떨어지는 것을 느끼고 있어 기사에 공감하지만, 도저히 잠을 잘 수가 없어 수면제를 다시 복용하게 된다는 불면증 환자의 하소연이었다. 잠을 잘 못 자는 게 수면제의 부작용보다 더 괴롭다는 말일 것이다. 그렇다고 해도 수면제가 불면증의 정답은 아니다. 쉽게 잠이 들게 한 것이 공짜가 아니었던 것이니까.

불면은 그 자체로도 문제지만, 다른 신체 정신 질환의 증상인 경우가 많다. 우울증이 심하거나 갑상선 기능에 문제가 생겨도 불면이 올 수 있다. 따라서 불면의 원인을 찾고, 그 원인을 치료하려는 노력이 중요하다. 수면제는 단기간 복용하는 것을 원칙으로 해야 한다. 특히 수면제 복용 후 이상 행동을 경험했다면 더 신중한 접근이 필요하다.

# 커피냅coffee nap을
# 하라고요?

( 

    '커피냅', '3시간 수면법' 등과 같은 효율적인 수면 방법이 마치 과학적인 팩트처럼 전파를 타기도 했는데, 그 허구성에 대해 살펴보고자 한다. 커피냅이란 커피를 마시자마자 자리에 누워서 20분 동안 잠을 자는 것으로, 짧은 시간 동안 효율적으로 수면 효과를 얻을 수 있어서 졸음운전을 예방하는 좋은 방법이라는 게 오래전 극히 일부 학자들에 의해 제기된 이론이다. 커피 속 카페인이 잠을 깨는 물질이라는 것은 갑돌이와 갑순이도 다 아는 사실인데, 커피로 효과적인 쪽잠nap을 유도할 수 있다는 주장은 그야말로 귀를 솔깃하게 만든다.

완전히 새로운 얘기 같지만, 커피냅이 세상에 처음 등장한 것은 1997년이다. 일본 연구팀은 수면이 부족한 12명에게 커피를 한 잔 마시게 한 후 15분 동안 낮잠을 자게 했다. 그런 다음 피실험자에게 운전 시뮬레이션을 진행해봤더니 커피와 낮잠을 함께 한 사람이 커피만 마신 사람이나 낮잠만 잔 사람보다 실수가 적은 것으로 나타났다. 한 차례 실험으로 내린 결론이었다.[14] 또 다른 일본 연구팀은 이전 연구에 한발 더 나아가 기억력 테스트를 추가했다. 젊은 성인 10명에게 카페인 200mg을 먹게 한 후 오후 12시 40분부터 20분간 낮잠을 자게 했다. 젊은이들은 밝은 빛을 쬐거나 세수하는 것보다 커피냅이 잠을 깨는 데 더 도움이 되었다고 대답했다. 실제로 기억력 테스트 점수도 커피냅 후 가장 높았다. 역시 한 차례 실험으로 내린 결론이었다.

우리나라는 커피냅 뉴스를 2014년부터 2018년까지 간헐적으로 보도했다. 의학논문 검색 사이트Pubmed에서 커피냅에 관한 연구를 찾아보면 국내 연구 결과는 보이지 않는다. 이럴 경우 대부분 외국 보도를 인용한 것이라 추정해도 무방하다. 기사에 그 흔적을 남기지 않았을지라도. 영국과 미국에서는 커피냅에 관한 보도가 국내 언론 보도보다 한 발짝 앞선 시기에 등장했다. 영국 〈데일리 메일Daily Mail〉은 러프버러 대학 수면연구센터 연구팀을 취재해 커피냅에 대해 보도했다. 연구팀은 24명의 젊은 성인 남성을 실험 대상으로 모집한 후 네 그룹으로 나누었다. 네 그룹 모두에게 밤잠을 설치게 한 것까지는 같았다. 그다음부터 조건을 달리했다. 첫 번째 그룹에게는 커피만 마시게 했고, 두 번째 그룹에게는 15~20분 동안 낮잠을 자게 했으며, 세 번째 그룹에게는 디카페인 커피를 마시게 했다. 마지막 그룹에게는 커피냅을 하게 했다. 그리고 달라진 조건이 어떤 결과를 초래했는지를 알아보기 위해 시뮬레이션으로 진행되는 운전을 시켰다.

〈데일리 메일〉은 연구팀의 인터뷰를 인용해 "피로 해소를 위한 가장 효과적인 방법은 커피냅이다. 커피를 마신 후 바로 낮잠을 자야 하며, 수면 시간은 20분을 넘지 않는 것이 바람직하다"라고 보도했다. 〈데일리 메일〉은 커피냅 뉴스를 2014년 9월 1일, 2016년 8월 17일, 2017년 4월 3일 세 차례 반복했다. 그런데 이상한 것은 의학논문 검색 사이트에서 커피냅에 관한 연구는 2007년 이후로 자취를 감추었다는 것이다. 뉴스가 같은 주제를 반복해서 보도하는 것은 흔히 있는 일이지만, 그렇다 하더라도 그 주제를 뒷받침하는 근거가 새롭게 나와야 뉴스의 소재로 삼는 게 일반적이다. 예를 들어 '커피가 암을 예방해준다'는 뉴스를 SBS는 2013년 9월 7일과 2016년 6월 15일 두 차례 보도했는데, 그 계기는 각각 달랐다.

먼저 2013년 뉴스는 당시 새롭게 발표된 연구 결과를 근거로 했다. 미국 하버드 대학은 하루에 커피를 세 잔 이상 마신 남성은 커피를 한 잔 이하로 마신 남성보다 전립선암 위험도가 36% 감소했다는 연구 결과를 발표했다. 이탈리아 연구팀도 커피와 간암의 관계를 살펴본 16개의 연구 결과를 분석해 하루 세 잔 이상 커피를 마시면 간암의 위험도가 평균 40% 감소한다는 결론을 논문에 게재했다. 여성과 관련해서도 커피를 자주 마시는 여성이 자궁내막암 위험도가 25% 정도 감소한다는 연구 결과가 발표되었다. 미국 하버드 대학 연구팀의 논문과 비슷한 시기의 다른 연구들도 커피가 암을 예방해준다는 방향을 가리키고 있었다.

2016년 보도는 세계보건기구의 발표를 근거로 했다. 세계보건기구 산하 국제암연구소는 1990년부터 커피를 발암 물질 2-B군 즉 발암 가능 물질로 지정해왔는데, 이를 25년 만에 해제한다고 발표했다. 커피를 발암 가능 물질로 지정할 당시에는 아주 소량이지만 커피에 포함된 벤젠과 폼알데하이드 같은 유해 물질이 방광에 머물면서 암을 일으킬 수 있다는 우려가 제기되었으나, 이후 25년이 지난 지금까지 커피와 방광암의 상관관계를 입증하는 연구는 발표되지 않았다. 반면 SBS가 2013년 보도한 대로 커피가 전립선암, 간암, 자궁내막암 그리고 악성 뇌종양에 대한 예방 효과가 있다는 것이 입증되었다. 세계보건기구로서는 커피가 발암 물질로 분류되어 있는 것을 더 이상 두고 볼 수 없었을 것이다. SBS 뉴스를 못 봤더라도 말이다(당연히 안 봤겠지만 이제부터라도 WHO씨, SBS 뉴스 좀 봅시다). 커피가 암을 예방해준다는 미국 하버드 대학 연구 결과 그리고 커피를 발암 물질에서 제외시킨 세계보건기구의 결정이 있었기에 '커피가 암을 예방해준다'는 뉴스를 반복해서 보도할 수 있었던 것이다. 그러나 커피냅을 보도할 만한 계기는 적어도 2007년 이후로는 찾기 어려웠다.

이번에는 내용을 살펴보자. 카페인이 각성 효과를 나타내기까지는 20분 정도의 시간이 걸리는데, 이 시간 동안 카페인의 방해를 받지 않고 잠이 들 수 있고 20분 동안 잔 후에는 잠시나마 잔 효과와 카페인의 각성 효과가 더해져 피로 회복감을 더 느낄 수 있다는 것이다. 게다가 카페인은 피로 물질이자 수면을 유도하는 아데노신을 분해시켜 실제로 피로를 회복시켜주는 역할도 한다는 것이다. 일단 카페인이 아데노신을 분해시킨다는 말은 틀렸다. 피로와 졸음 유발 물질인 아데노신이 많더라도 졸음과 피로를 느끼는 신경세포 수용체에 달라붙어야만 뇌는 피로와 졸음을 느낀다. 열쇠가 있어도 그 열쇠를 자물쇠에 끼어 넣어야 문을 열 수 있는 것과 같다.

보통은 아데노신이 저절로 신경세포에 달라붙어서 따로 신경 쓸 필요가 없다. 하지만 카페인 같은 경쟁 물질이 있으면 상황은 달라진다. 카페인은 아데노신 수용체에 먼저 달라붙어서 아데노신이 신경세포에 달라붙는 것을 지연시키기 때문이다. 카페인의 일시적인 각성 및 피로 회복 효과의 원리이다. 그러나 카페인은 아데노신을 분해시키지 않는다. 신경세포에 결합하는 것을 지연시킬 뿐이다. 카페인 효과가 사라지고 나면 커피로 각성 효과를 누렸던 동안에도 끊임없이 누적되었던 아데노신이 더 큰 피로감을 불러일으킨다.

커피냅의 더 큰 문제는 버스나 화물을 운전하는 직업 운전자에게 권장하려고 했던 점이다. 일본 고속도로 휴게소에서 커피냅을 권장하는 캠페인이 잠시나마 벌어지기도 했다. 잠깐 운전하고 말 일반인이라면, 예를 들어 2시간 동안 운전해서 고향집에 내려가 어머니가 해준 밥을 먹으며 편히 쉬다가 며칠 뒤 다시 핸들을 잡을 사람을 대상으로 했다면 이 캠페인에 끔찍한 마음까지 들지 않았을 것이다. 커피냅 캠페인에 등장했던 화물 운전자의 웃는 모습에서 나는 비애를 느꼈다. 커피냅으로 그는 오늘 밤잠을 설칠 것이며, 내일 하게 될 운전은 오늘보다 더 큰 위험성이 따를 것이기 때문이다. 직업 운전자의 졸음운전 사고를 커피냅으로 줄이려는 것은 빈곤층 아이들의 영양실조를 사탕으로 해결하려는 것만큼 위험한 발상이다.

의학논문 검색으로 찾을 수 있는 커피냅 옹호 실험은 모두 단한 차례만 실시했다. 그래서 권위 없기 짝이 없는 저널에 게재되었다. 백번 양보해서 인정받은 연구 결과라고 한다면 딱 한 차례만 운전할 사람에게 권장해야 할 것이다. 직업 운전자의 졸음운전 사고를 줄이는 방법으로 통계적 유의성을 획득해 마음 놓고 권장해도 되는 것은 '그들에게 밤잠을 잘 시간을 충분히 주는 것뿐'이다. 커피냅을 구성하는 커피와 낮잠은 둘 다 바른 수면을 방해한다.

# 수면의
# 플라시보 효과

(

2명의 젊은 여성에게 뇌파 검사 장치를 부착시킨 뒤 수면 검사
실 침대에서 잠을 자게 했다. 평소와 다른 환경은 잠을 설치게 하
기 마련이다. 특히 이런 예민함은 여성에게서 더 두드러진다. 뇌
파에서 잠을 설친 게 그대로 나타났다. 깊은 잠에 좀처럼 들지 못
하고 2단계에 머물렀다. 두 여성 모두 3단계와 4단계 깊은 잠에
빠진 시간은 평소보다 매우 적었다. 한 여성에게는 본인의 수면
뇌파를 보여주며 잠을 잘 못 잤을 때 나타나는 뇌파 양상이라고
사실대로 말해줬다. 다른 여성에게는 잘 잤을 때 나타나는 표준
뇌파를 보여주며 잠을 잘 잤다고 사실과 다르게 말해줬다. 거짓

말이 통했다. 수면 후 두 여성의 집중력과 기억력을 측정해봤더니 잘 잤다고 거짓말을 들은 여성은 평소만큼 높게 나타난 반면, 사실대로 들은 여성은 크게 떨어졌다.

미국 콜로라도 대학이 미국인 164명을 대상으로 진행한 연구를 재현해본 것으로, 결과도 그대로 나타났다. 잠을 제대로 못 잔 피실험자들에게 잠을 잘 잤다고 말해줬더니 기억력과 주의력이 20% 더 높아졌고 통계적으로 유의했다. 잠을 잘 못 자면 멜라토닌 호르몬이 줄어들지 않고 계속 분비된다. 수면을 유도해 어떻게든 대뇌 기능 회복을 꾀해야 하기 때문이다. 잘 잔 후에는 멜라토닌 분비는 줄어들고 히포크레틴과 같은 각성 호르몬을 늘려서 주의력과 기억력이 좋아지게 한다. 그런데 실제로는 잠을 못 잤는데 잠을 잘 잤다고 믿는 것만으로도 비슷한 호르몬의 변화가 나타나는 것을 연구팀은 확인했다. 가짜 약으로도 병세가 호전되는 플라시보 효과를 잠에도 적용할 수 있다는 말이다. 플라시보 효과를 활용하면 수면제 투여량을 줄일 수 있다는 연구 결과도 있다.[15]

꿈도 플라시보 효과를 활용할 수 있다. 악몽을 꿔서 힘들어하는 사람은 꿈을 꾸는 동안 스트레스 호르몬이 분비되고, 심장은 빠르게 뛰며, 혈압은 급상승한다. 그런데 관찰자가 꿈의 내용을 듣고 길몽이며, 어려운 상황을 극복할 때 꾸는 꿈이라고 말해줬더니 다음에 같은 내용의 악몽을 꿨을 때 심장 박동 수와 혈압에 변화가 없었다. 스트레스 호르몬도 분비되지 않았다. 자기 전에는 명상하고 일어나서는 착각하는 것이 잘 자는 중요한 비법이다.

하지만 수면과 꿈의 플라시보 효과는 실제 깊은 수면과 유쾌한 꿈이 주는 긍정적 효과에 미치지 못하며, 장기적 효과도 확인되지 않았다. 그래서 평상시 수면 비법이라기보다 시험이나 면접 날처럼 당일 컨디션이 중요한 날의 준비 요령으로 알아두는 게 좋을 것 같다. 시험 보는 날 아침에 일어나 잠을 잘 자고 좋은 꿈을 꾸었다고 착각해서 인지 기능을 최대한 높여보자는 말이다.

## 1장 수면의 비밀

1 [ABC News 2015 07 17: Man's Thrift Shop Find Could Be Worth Millions]

2 "Science 30 Jul 2010; 329(5991): 571 Astrocytes Control Breathing Through pH-dependent Release of ATP"

3 "Review ARTICLE Front. Cell. Neurosci., 13 Feb 2017 Glial Cells and Their Function in the Adult Brain: A Journey through the History of Their Ablation"

4 "J Neurosci. 30 Mar 2016; 36(13): 3709-21. doi: 10.1523/ JNEUROSCI.3906-15.2016. An Adenosine-Mediated Glial-Neuronal Circuit for Homeostatic Sleep"

5 "Science 5 Aug 2016: Vol. 353, Issue 6299, pp. 587-590, Circadian regulation of sunflower heliotropism, floral orientation, and pollinator visits"

6 〈중앙일보, 2017 12 06: 정아람 기자, 알파고 이긴 한 수, 이세돌 "그 수밖에 없었다"〉

7 〈노컷뉴스, 2016 03 11: 길소연 기자, "알파고가 승리할 수밖에 없는 불공정 게임"〉

## 2장 잠의 두 호르몬, 멜라토닌과 세로토닌

1 "Science 29 Apr 1960: Vol. 131, Issue 3409, pp. 1312 Enzymatic O-Methylation of N-Acetylserotonin to Melatonin"

2 "SECRETS OF SEROTONIN, REVISED EDITION, The Natural Hormone That Curbs Food and Alcohol Cravings, Reduces Pain, and Elevates Your Mood, Carol Hart, Ph.D. St. Martin's Griffin"

3 〈생물정신의학 Vol. 4, No. 2, 1997 Dec, 양병환: 세로토닌과 정신의학〉

4 "J Psychiatry Neurosci 2007 Nov; 32(6): 394–399. How to increase

serotonin in the human brain without drugs, Simon N. Young, PhD"

5   "Proc Natl Acad Sci USA. 2009; 106: 10332–10337 Alenina N, et al: Growth retardation and altered autonomic control in mice lacking brain serotonin"

6   "Curr Top Med Chem. 10 Apr 2018. Immunometabolism in the Pathogenesis of Depressive Disorders - Therapeutic Considerations"

7   〈대한신경과학회지 17(4): 591-595, 1999 ISSN 1225-7044, Two Cases of Serotonin Syndrome〉

8   "Nat Med. 2015 Feb; 21(2): 166–172. doi: 10.1038/nm.3766. Inhibiting peripheral serotonin synthesis reduces obesity and metabolic dysfunction by promoting brown adipose tissue thermogenesis"

9   〈SBS 8 News, 2016 09 17: 일부러 고기 피했는데… 저지방 식단이 비만 부른다〉

10   〈SBS 8 News, 2016 09 16: 누명 벗는 돼지비계… 불포화 지방산 · 비타민D 풍부〉

11   "Axelrod J, Weissbach H. Enzymatic O-methylation of acetylserotonin to melatonin. Science 1960; 131: 1312-1313"

12   "Prosser, R.A.(1999) Melatonin inhibits in vitro serotonergic phase shifts of the suprachiasmatic circadian clock. Brain Res. 818, 408–413"

13   "Obesity(Silver Spring). 2015 Dec; 23(12): 2349–2356. doi: 10.1002/oby.21198. Resting metabolic rate varies by race and by sleep duration"

14   "Korean J Health Promot 2015; 15(1): 16-23 Association between Sleep Duration and Body Mass Index among South Korean Adolescents"

15   "The American Journal of Clinical Nutrition, Vol. 106, Issue 5, 1 Nov 2017, pp. 1213–1219: Later circadian timing of food intake is associated with increased body fat"

## 3장 멜라토닌 항암제

1   "Journal of the National Cancer Institute, Vol. 93, No. 20, Oct 17 2001 Rotating Night Shifts and Risk of Breast Cancer in Women Participating

in the Nurses' Health Study"

2 "Epidemiology. 17(1):108-111, Jan 2006 Night Work and Risk of Breast Cancer"

3 "J. Pineal Res. 2005, 38, 136–142 Melatonin modulates aromatase activity in MCF-7 human breast cancer cells"

4 "Osteoporos. Int. 2013, 24, 2919–2927 Melatonin and the skeleton"

5 "Cancer Epidemiol Biomarkers Prev. 2013 May; 22(5): 872–879. Sleep Disruption Among Older Men and Risk of Prostate Cancer"

6 "AACR Annual Meeting, 2017 Apr 1-5. Shorter Sleep Duration Is Associated With Increased Risk of Fatal Prostate Cancer in Younger Men"

7 "J Clin Hypertens (Greenwich). 2017 May; 19(5): 550-557. A prospective study of the association between total sleep duration and incident hypertension"

8 "Sleep, Vol. 35, Issue 8, 1 Aug 2012, pp. 1063–1069, Sleep and Antibody Response to Hepatitis B Vaccination"

9 "Behav Sleep Med. 2017; 15(4): 270–287. Is Insomnia a Risk Factor for Decreased Influenza Vaccine Response?"

10 Ibid.

11 "Gynecological Endocrinology, Aug 2011; 27(8): 519–523 STUDY OF PUBERTY Evaluation of melatonin on the precocious puberty: a pilot study"

## 4장 멜라토닌할지이다

1 〈약업신문 2017년 11 06: 이승덕 기자, 식약처 "멜라토닌 건기식으로 사용 불가"〉

2 "CANCER RESEARCH 41. 4432-4436, Nov 1981 Melatonin Inhibition and Pinealectomy Enhancement of 7, 12 - Dimethylbenz(a)anthracene - induced Mammary Tumors in the Rat"

3 "J East Asian Soc Dietary Life 25(5): 867-879 (2015) Comparison of Proximate Components, Free Sugar, Vitamin C and Minerals of 16 Kinds

of Honey produced in Korea with Manuka Honey"

4   "Nature, Vol. 405, 22 Jun 2000, Antioxidant activity of fresh apples"

5   "Current Biology Vol. 27, Issue 4, 20 Feb 2017 Circadian Entrainment to the Natural Light-Dark Cycle across Seasons and the Weekend"

6   "Annals of Occupational and Environmental Medicine(2017) 29:25, The relationship between serum vitamin D levels and sleep quality in fixed day indoor field workers in the electronics manufacturing industry in Korea"

7   "American Academy of Dermatology. Position statement on Vitamin D, Nov 1, 2008"

8   "National Institute of Health, Office of Dietary Supplements; Vitamin D fact Sheet for Consumers"

9   "Free Radical Biology and Medicine. 2006. 41(8): 1205–1212: Sunscreen enhancement of UV-induced reactive oxygen species in the skin"

## 5장 잘 자고 있습니까?

1   "J Clin Sleep Med. 15 Aug 2007; 3(5 Suppl): S7–S10. Insomnia: Definition, Prevalence, Etiology, and Consequences"

2   "Neurol Clin. 2012; 30(4):963–985: Neurobiological aspects of sleep physiology"

3   "Sleep, Vol. 30, Issue 2, 1 Feb 2007, pp. 213–218, Comorbidity of Chronic Insomnia With Medical Problems"

4   "Collected in Samuel Insull: Selected Speeches(1914-1923), Public Utilities in Modern Life(1924), 192-193"

5   [BBC News Michael Mosley: 'Forget walking 10,000 steps a day']

6   〈SBS O News 2017 09 27: 자세 · 속도 따라 건강 효과 달라져… '걷기의 건강학'〉

7   후지모토 겐고, 최운권 역, 《3시간 수면법》, 백만문화사, 2006

8   "SLEEP 2017, featbit, 'Estimation of Sleep Stages Using Cardiac and Accelerometer Data from a Wrist-Worn Device'"

9   "Psychosomatic Medicine. 80(1): 78-86, Jan 2018. Sleep Duration and

Quality as Related to Left Ventricular Structure and Function"

10 "Stanford Report, May 31 2006: Feeling the beat: Symposium explores the therapeutic effects of rhythmic music"

11 "Int. J. Learning Technology, Vol. 3, No. 2, 2007: A test of the efficacy of the MC Square device for improving verbal memory, learning and attention"

12 "Front Neurol. 2017; 8: 718: Broadband Sound Administration Improves Sleep Onset Latency in Healthy Subjects in a Model of Transient Insomnia"

## 6장 꿈은 아직도 꿈꾸고 있다

1 조대경,《꿈의 해석: 프로이트》, 서울대학교 출판문화원, 2014

2 칼 G. 융, 김성환 역,《무의식이란 무엇인가》, 연암서가, 2016

3 "PLOS ONE 2017 12(10): e0185262: Characteristics of the memory sources of dreams: A new version of the content matching paradigm to take mundane and remote memories into account"

4 〈한국일보 2016 07 19: [임귀열 영어] This too shall pass. (이 또한 지나가리라)〉

5 "Consciousness and Cognition Vol. 33, May 2015, pp. 342-353: Dreaming and the default network: A review, synthesis, and counterintuitive research proposal"

6 "J Sleep Res. 2016 Oct; 25(5): 576-582. doi: Human amygdala activation during rapid eye movements of rapid eye movement sleep: an intracranial study"

7 "Sci Rep. 29 Aug 2017. doi: Association of monoamine oxidase-A genetic variants and amygdala morphology in violent offenders with antisocial personality disorder and high psychopathic traits"

8 "Arch Gen Psychiatry. 2005; 62(7): 799-805. doi: Deficient Fear Conditioning in Psychopathy"

9 "eNeuro 15 Jan 2016, 3(1) ENEURO. 0107-15. 2016; doi: Testosterone Modulates Altered Prefrontal Control of Emotional Actions in

Psychopathic Offenders"

10　"Psychological Science 2018, Vol. 29(4) 635–644: Déjà Vu: An Illusion of Prediction"

11　Marc Ian Barasch, 2000, healingpathbooks: *Healing Dreams: Exploring the Dreams That Can Transform Your Life*

12　"Explore(NY). 2015 May-Jun; 11(3): 193-8. doi: Warning dreams preceding the diagnosis of breast cancer: a survey of the most important characteristics"

## 7장 잠에 관한 팩트

1　"Physiol Rev. 2013 Apr; 93(2): 681–766: About Sleep's Role in Memory"

2　"Proc Natl Acad Sci USA. 1 Nov 2016; 113(44): Human cortical–hippocampal dialogue in wake and slow-wave sleep"

3　"미국 국립과학원회보(PNAS 2016 Nov 1; 113(44))"

4　"Lancet. 2005; 366: 662–4: Obesity, cigarette smoking, and telomere length in women"

5　"Int J Cancer. 2013; 133:2 672–80: A prospective analysis of telomere length and pancreatic cancer in the Alpha-Tocopherol Beta-Carotene cancer prevention(ATBC) study"

6　"Sleep. 1 Apr 2006; 39(4): 767–772: Association between Snoring and Leukocyte Telomere Length"

7　"J Pediatr. 2017 Aug; 187: 247–252.e1.: Sleep Duration and Telomere Length in Children"

8　"J Neuro Res. 2018; 96: 1380–1387: Sex differences in associations between spatial ability and corpus callosum morphology"

9　"Front Neuroendocrinol. 2014 Jan; 35(1): 111–139: Sex Differences in Circadian Timing Systems: Implications for Disease"

10　"Sleep. 1 Sep 2008; 31(9): 1301–1309: Diminished Capability to Recognize the Optimal Temperature for Sleep Initiation May Contribute to Poor Sleep in Elderly People"

11 "Chronobiol Int. 2011 Nov; 28(9): 802–809: Circadian Preference and Sleep-Wake Regularity: Associations With Self-Report Sleep Parameters in Daytime-Working Adults"

12 〈SBS 8 News 2016 07 06: 수면제 먹고 잠든 줄 알았는데… 위험한 부작용〉

13 "NDA 19908 S027 FDA approved labeling 4.23.08"

14 "Psychophysiology. 1997 Nov; 34(6): 721-5. Suppression of sleepiness in drivers: combination of caffeine with a short nap"

15 "Brain. 2017 Apr; 140(4): 1041–1052: Better than sham? A double-blind placebo-controlled neurofeedback study in primary insomnia"

# 지금 잘 자고 있습니까?

초판 1쇄 발행 2018년 11월 20일

지은이  조동찬
펴낸이  이지은
펴낸곳  팜파스
책임편집  임소연
디자인  어나더페이퍼
마케팅  정우룡, 김서희
인쇄  (주)미광원색사

출판등록  2002년 12월 30일 제10-2536호
주소  서울특별시 마포구 어울마당로5길 18 팜파스빌딩 2층
대표전화  02-335-3681  팩스  02-335-3743
홈페이지  www.pampasbook.com | blog.naver.com/pampasbook
페이스북  www.facebook.com/pampasbook2018
인스타그램  www.instagram.com/pampasbook
이메일  pampas@pampasbook.com

값 13,800원
ISBN 979-11-7026-225-1  (03510)
ⓒ 2018, 조동찬

이 도서의 국립중앙도서관 출판예정도서목록(CIP)은 서지정보유통지원시스템 홈페이지(http://seoji.nl.go.kr)와 국가자료공동목록시스템(http://www.nl.go.kr/kolisnet)에서 이용하실 수 있습니다.(CIP제어번호: CIP2018034457)